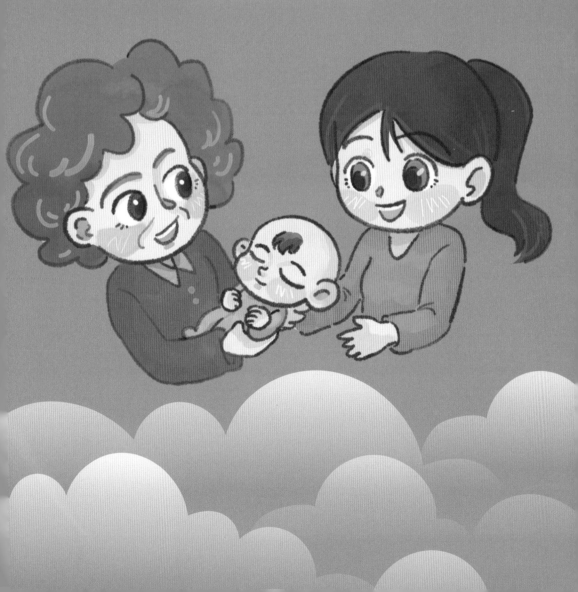

科学孕育 关爱无限

——做好优生优育，预防遗传病

组织编写 | 湖南省妇幼保健院
主　　编 | 方俊群　荣晓萍　彭　莹　梁昌标

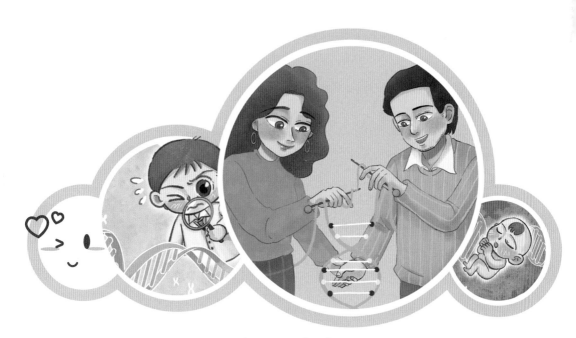

人民卫生出版社
·北 京·

图书在版编目（CIP）数据

科学孕育 关爱无限：做好优生优育，预防遗传病 /
湖南省妇幼保健院组织编写 . —北京：人民卫生出版社，
2023.12

ISBN 978-7-117-35799-9

Ⅰ.①科… Ⅱ.①湖… Ⅲ.①优生优育 – 基本知识
Ⅳ.①R169.1

中国国家版本馆 CIP 数据核字（2024）第 018270 号

人卫智网	www.ipmph.com	医学教育、学术、考试、健康，购书智慧智能综合服务平台
人卫官网	www.pmph.com	人卫官方资讯发布平台

科学孕育 关爱无限
—— 做好优生优育，预防遗传病
Kexue Yunyu Guan'ai Wuxian
—— Zuohao Yousheng Youyu，Yufang Yichuanbing

组织编写：湖南省妇幼保健院
出版发行：人民卫生出版社（中继线 010-59780011）
地　　址：北京市朝阳区潘家园南里 19 号
邮　　编：100021
E - mail：pmph @ pmph.com
购书热线：010-59787592　010-59787584　010-65264830
印　　刷：北京顶佳世纪印刷有限公司
经　　销：新华书店
开　　本：710 × 1000　1/16　　印张：10
字　　数：154 千字
版　　次：2023 年 12 月第 1 版
印　　次：2024 年 2 月第 1 次印刷
标准书号：ISBN 978-7-117-35799-9
定　　价：49.00 元

打击盗版举报电话：010-59787491　E-mail：WQ @ pmph.com
质量问题联系电话：010-59787234　E-mail：zhiliang @ pmph.com
数字融合服务电话：4001118166　E-mail：zengzhi @ pmph.com

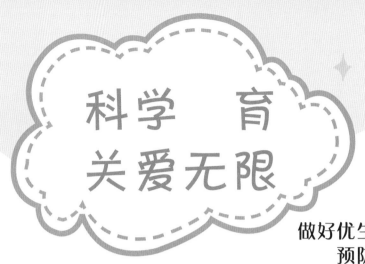
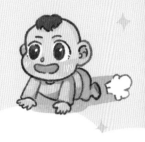

科学育 关爱无限

做好优生优育
预防遗传病

编写委员会

组织编写　湖南省妇幼保健院

主　审　王　华

主　编　方俊群　荣晓萍　彭　莹　梁昌标

副主编　席　惠　李　卓　杨文珍　符文卉

编　者　（以姓氏汉语拼音为序）

陈琼英	范　烺	方俊群	符文卉	何　丽	何　思
何伟军	胡嘉琪	黄利敏	金　野	李　卓	梁昌标
刘　静	刘　沁	刘颖迪	罗　燕	彭　莹	荣晓萍
沈　萍	滕炎玲	汪星磊	王晓娟	王映霞	吴　丹
席　惠	向　斌	谢冬华	熊书晗	鄢慧明	杨舒亭
杨文珍	余雯贤	曾　秀	曾海燕	张宏云	张唯娜
张亚南	周淇旻	邹柯函			

美术设计　熊　涛

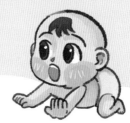

序

习近平总书记在关于科学普及工作的重要论述中指出，科技创新、科学普及是实现创新发展的两翼。要把科学普及放在与科技创新同等重要的位置。没有全民科学素质普遍提高，就难以建立起宏大的高素质创新大军，难以实现科技成果快速转化。

湖南省妇幼保健院、国家卫生健康委出生缺陷研究与预防重点实验室，聚焦公众关注的遗传病与优生优育相关的健康热点、焦点、盲点问题，汇集多个不同学科领域的专家，精心编写的这本《科学孕育 关爱无限——做好优生优育，预防遗传病》科普书籍，是继《科学孕育 关爱无限——做好优生优育，远离出生缺陷》《预防出生缺陷科普教育手册》《优生优育 防入误区》科普绘本之后，推出的又一全新著作。该书内容科学、表达准确、深入浅出、通俗易懂，语言生动有趣，文字简洁凝炼，科普内涵准确，科普意义清晰，反映时代要求和科技发展最新动态，能引导和促进受众和重点人群自觉采纳健康行为和生活方式，对遗传病防治及优生优育工作有积极促进作用。

当公众在网络上、书本上、门诊中，听到染色体、基因、遗传病、常染色体隐性遗传、遗传学检测等专业词汇的时候，很容易感觉像在听"天书"。《科学孕育 关爱无限——做好优生优育，预防遗传病》是一本好书，一群从事医学遗传、妇幼保健、健康教育的医务工作者，立足服务对象的需求，站在贴近实际的视角，带领公众一层一层拨开遗传病的神秘面纱，让公众更清晰地了解遗传、了解遗传病、了解遗传病的预防和治疗。此书趣味性强，易于推广，可通过不同渠道反复多次传播和使用，符合公众欣赏习惯，对受众具有吸引力、说服力、感染力。

　　它可以让公众发现遗传病防治的相关知识没有想象中那么晦涩难懂，也许没有想象中那么遥不可及，而且当翻开书籍、开始阅读之后，也许会慢慢地想要进一步地了解它、明白它，从而逐步地爱上它。

杨琦

中国疾病预防控制中心妇幼保健中心

2023 年 5 月

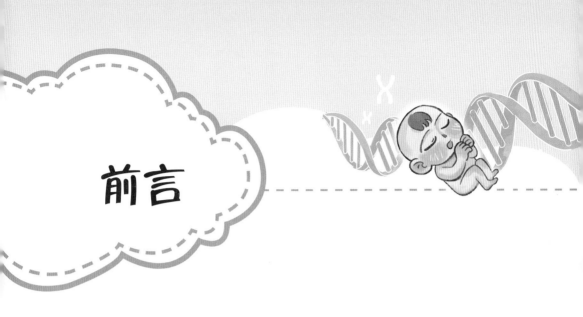

前言

　　我们都知道"种瓜得瓜，种豆得豆"，而不是"种瓜得豆，种豆得瓜"，这就是遗传的魅力。可是你知道吗？人类生而并不完美，好的特征可以遗传，而坏的特征也可以遗传，于是产生了一种病——遗传病。世间万物，生生不息，代代相传，离不开遗传，而遗传病，却像遗传的孪生兄弟，分分秒秒，如影随形。

　　"三孩"政策下的今天，人们在期待孕育新生命的同时，对优生优育有了更深层次的理解与追求：生儿生女不再重要，重要的是如何通过健康的孕育，让下一代远离遗传病及其他相关疾病的困扰，拥有更加健康和美好的未来。这也将是广大妇幼保健工作者肩负的神圣使命。

　　近年来，关于优生优育、遗传病预防、出生缺陷防治的相关研究与讨论，无论是国家层面、社会层面、医学层面还是群众层面，都越来越热烈。有很多公众关注的热点、焦点、盲点问题，例如：遗传病都是家族或者父母"传"下来的吗？有遗传病家族史或者生育过遗传病孩子的夫妇，如何才能生育出健康的孩子呢？有没有办法能让宝宝远离家族遗传性疾病呢？有些遗传病呈"男传男"、有些遗传病只"女传女"，这是为什么呢？等诸如此类问题需要妇幼保健工作者及时给予答疑解惑,深入浅出地进行健康知识的普及,给予科学的健康行为建议。

湖南省妇幼保健院、国家卫生健康委出生缺陷研究与预防重点实验室,组织了各个相关领域的专家,在继出版《科学孕育 关爱无限——做好优生优育,远离出生缺陷》《预防出生缺陷科普教育手册》《优生优育 防入误区》科普绘本之后,又精心编写了《科学孕育 关爱无限——做好优生优育,预防遗传病》这本科普书籍。

全书分为"人人都需要了解的遗传常识""孕育新生命必须重视的事情"和"让宝宝远离遗传病"三大章节,围绕公众关心、关注的健康问题和内容,进行遗传病相关知识的剖析,并给予适宜、科学的健康行为建议,帮助育龄人群了解遗传病预防等优生优育知识,树立科学正确的理念,促进健康孕育。每章有多个小节,每个小节用或优美或生动或有趣的几句话引出该小节的主题,再讲解3~4个核心的知识点,还附有优生优育相关知识的扩展。

该书作为出生缺陷防控知识的系列科普书籍,在幽默风趣风格的基础上,通过娓娓道来的语句,细腻形象的插图,结合生动形象的类比、具有一定文学性的描述、网络热搜词汇等,进行遗传病预防及优生优育的健康知识普及,力图轻松、通俗、易懂。"横看成岭侧成峰,远近高低各不同",这是一本适合多类人群阅读咀嚼的科普书籍,能够帮助育龄人群、孕产妇、儿童家长及看护人,对遗传病有一个理性客观的认识,对遗传病的预防和治疗有更深层次的了解;能够帮助医务人员,尤其是从事遗传病筛查、诊断、治疗及出生缺陷防治的技术人员,从中获得一些启发和思考,从而更好地向服务对象高效地普及相关知识,提高公众的健康素养水平。

本书由湖南省科技创新计划"湖南省出生缺陷协同防治科技重大专项(项目编号:2019SK1010)子项目——湖南省出生缺陷防控

质量保障体系研究（项目编号 2019SK1011）"、湖南省科技创新计划项目普惠性政策与创新环境建设计划"预防出生缺陷科普教育手册（儿童篇）（项目编号 2022ZK4163）"支持。本书编写工作得到了中南大学生命科学学院专家团队的大力支持，并由医学遗传专家、湖南省儿童医院副院长王华主任医师主审，在此一并表示感谢！

由于遗传病防治健康知识的不断更新和完善，有些内容专家和学者都还在不断地深入探索与研究，本书可能还存在许多未能涵盖的内容，敬请指正为盼！

方俊群

湖南省妇幼保健院

2023 年 5 月

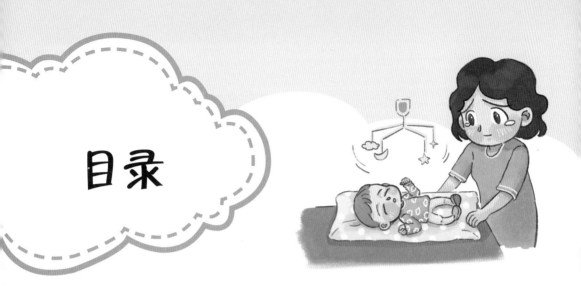

目录

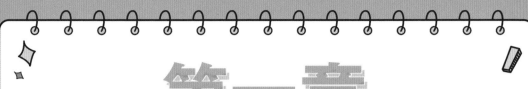

第一章
人人都需要了解的遗传常识

身处信息爆炸的时代，"遗传""染色体""基因"等这些原本陌生且专业的词汇频繁进入大众视野。你知道吗，多了解一下它们，就等于离健康更进一步……

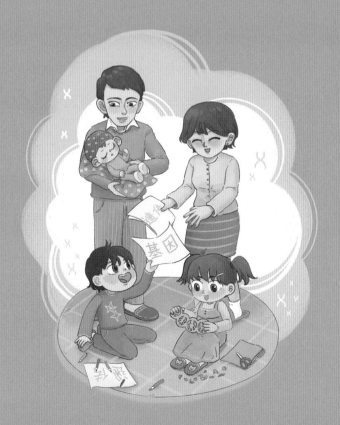

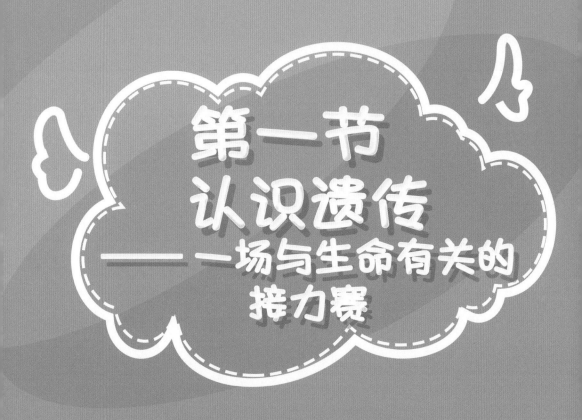

第一节
认识遗传
——一场与生命有关的接力赛

你是否好奇，为什么"种瓜得瓜，种豆得豆"，而不是"种瓜得豆，种豆得瓜"？其实，这便是遗传的奥秘。遗传，就像一场与生命有关的接力赛，生生不息，代代相传。

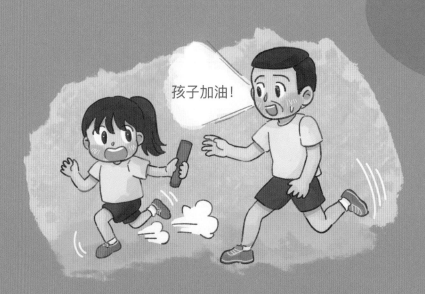

1. 一场与生命有关的接力赛

在接力赛中，有挥汗如雨的奔跑，也有紧张惊险的传棒，任何一个步骤出现问题都可能与成功失之交臂。其实，人类生命繁衍的过程与其极其相似：奔跑的过程像生长发育，而传棒的过程就像孕育新生命，都离不开"遗传"。

医学上对遗传的定义是：亲代将遗传物质传递给子代的现象。对于我们人类来说，亲代指的是父母一代。子代，自然就是孩子这一代。亲代和子代的叫法并非一成不变。现实中，我们身兼亲代和子代两种身份，我们既是父母的子代，又是自己孩子的亲代。什么是遗传物质呢？如果将遗传比作一场永不停歇的生命接力赛的话，亲代与子代之间传递的"接力棒"就是遗传物质。

2. 遗传将我们的特征传给下一代

你也许曾被人问过这样的问题：你长得更像爸爸还是妈妈？这个问题似乎总是令人难以回答。如果仔细观察镜子中的自己，你可能会发现有些地方像爸爸，有些地方更像妈妈。这是因为你身体的遗传物质一部分来自爸爸，一部分来自妈妈。

如果你是大高个，你一定希望自己的孩子像你一样个子高高的；如果你患有高度近视，你可能更希望后代拥有一双健康明亮的眼睛……趋利避害，是我们大家都向往的。在遗传这件事上，我们都希望能去掉不好的那部分，仅将身上最优秀的部分传给孩子，但遗传是一个随机事件，当孩子从父母手中接过"接力棒"（遗传物质）的瞬间，便获得了遗传的力量，就像在开盲盒，不到最后拆开的那一刻，我们都不知道盲盒带给我们的是"惊喜"还是"惊吓"。

3.遗传的"自我复制"与"自我革命"

在遗传这场"接力赛"中,作为"接力棒"的遗传物质是由成千上万个基因组成的。目前已经发现的人类基因有 2 万 ~ 3 万个,每个基因都携带着与我们相关的健康"密码"——遗传信息。

基因在传递遗传信息的过程中可能会发生两种情况:基因的"自我复制"和"自我革命"。所谓基因的"自我复制",就是基因忠诚地复制自己,较好地保证父母的基因稳定地遗传给孩子,让孩子看起来和父母相似;"自我革命"指的是基因变异,遗传信息发生变化,因此赋予了孩子"不一样"的特征。基因的"自我革命"是人类不断适应环境、不断进化的基础,但它同时也是一把"双刃剑",既有可能让我们身上"好"的优势得以发扬光大,又有可能导致遗传性疾病的发生。

优生优育知识

出生缺陷的发生主要与遗传和环境两大因素相关,其中遗传因素约占 25%,环境因素约占 10%,但更多出生缺陷的发生是遗传与环境因素共同作用的结果。因此,想要生育健康聪明的孩子,除了优秀的基因,健康的孕育环境和良好的生活习惯也不可缺少。如果家族有遗传病史,建议夫妻在准备怀孕前先去医院进行遗传咨询。

参考文献

[1] 吴相钰,陈守良,葛明德.陈阅增普通生物学 [M]. 4 版.北京:高等教育出版社,2014.

[2] 陈竺.医学遗传学 [M]. 3 版.北京:人民卫生出版社,2015.

[3] 邬玲仟,张学.医学遗传学 [M].北京:人民卫生出版社,2016.

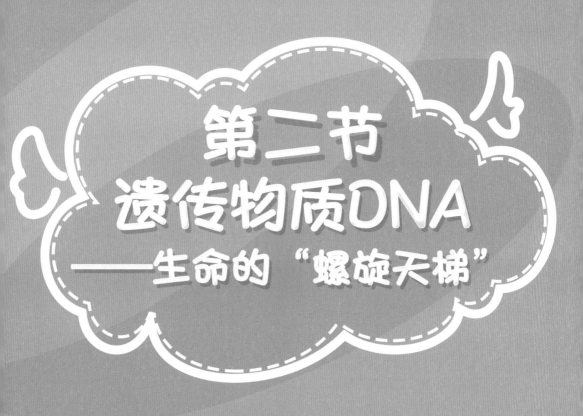

第二节
遗传物质DNA
——生命的"螺旋天梯"

在生命这一场神奇的"接力赛"中，是遗传将我们人类的基因代代相传。而作为"接力棒"角色的遗传物质，其地位至关重要。自人类受精卵形成的初始，遗传物质就"主导"着人体各组织器官的生长发育。

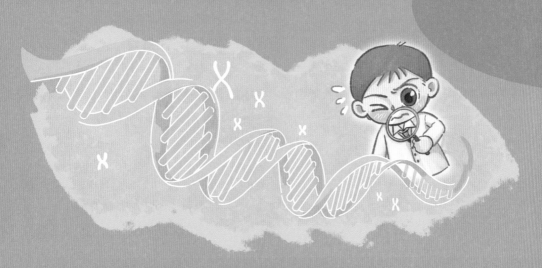

1. 生命的"螺旋天梯"

　　为了了解在遗传这场生命"接力赛"中,担任"接力棒"的遗传物质是如何完成自己神圣使命的,科学家们一直在付出和努力。1953 年,美国科学家沃森和英国科学家克里克在剑桥大学的一所实验室里,发现了人类主要遗传物质 DNA 的双螺旋结构,其形状与"螺旋天梯"极为相似。

　　其实,除精子、卵子和一些特殊类型细胞如红细胞外,我们人体的每一个细胞都有 46 条"螺旋天梯",每个细胞的"螺旋天梯"连起来大约有 2 米长。如果把人体全部的 DNA 连接起来,大约有 100 万亿米。

2. 神奇的"生命密码"

　　在 DNA 这座神奇的"螺旋天梯"里,有一种非常重要的"材料"——

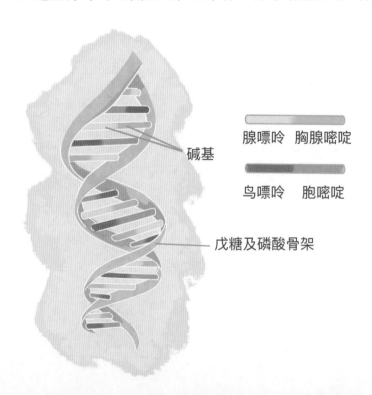

碱基

腺嘌呤　胸腺嘧啶

鸟嘌呤　胞嘧啶

戊糖及磷酸骨架

核苷酸。核苷酸的两条链构成了"天梯"的扶手,核苷酸上对应的碱基便是"天梯"上四种颜色不同的"踏板"。碱基是核苷酸的重要组成成分,主要有四种:腺嘌呤(A)、鸟嘌呤(G)、胸腺嘧啶(T)、胞嘧啶(C)。"螺旋天梯"上的四种"踏板"按照不同顺序排列形成了左右两条长长的字母串,像密码一样,这就是父母传递给我们的"生命之书"。"踏板"之间的连接方式只有两种:A 只能和 T 配对、G 只能和 C 配对,即遗传学上的"碱基互补配对原则"。这两种连接方式就像两种经典的榫卯结构,既美观又稳定。

3. 读懂"生命之书"

如果将人体比作一台精密的仪器,DNA 所携带的遗传信息就相当于这台仪器的"使用说明书"。在"生命之书"的指引下,我们人体的每个细胞都各司其职,让复杂的生命活动得以有条不紊地进行。尽管组成人体的细胞数不胜数,但它们最初都源于一个聚集了父母双方遗传密码的受精卵。那么,一个细胞是如何将含有庞大信息量的"生命之书"复印的呢?

原来,细胞在分裂之前会先进行遗传物质 DNA 的复制。每完成一次复制后,新生成的 DNA 双链便包含了一条新链和一条旧链,这种复制方式称为"半保留复制"。就像我们抄写单词时偶尔会出现差错,在面对大量信息时,DNA 的复制也会出现差错,即"突变"。为了能及时纠正差错,DNA 建立了一套修复机制,即当 DNA 的一条链出现差错时,另一条链便根据特定配对方式进行修复。如果仍没有修复成功,恰巧"突变"又发生在关键区域,则可能导致遗传病的发生。不过,大家不用过于担心,因为发生这种情况的概率会很低。

优生优育知识

当 DNA 受到攻击时，其化学结构和基因序列可能发生改变，形成损伤。这些攻击在环境中（例如食物、空气、水等）可能是致癌物质、辐射等，同时也包括肿瘤放化疗、生殖系统疾病、吸烟等。因此，要想生育健康的宝宝，就要尽量减少接触这些有害因素，养成健康的生活方式：在合适的年龄生育、均衡膳食、舒缓压力、调整作息、远离不良嗜好等。此外，建议具有特殊工作性质的夫妻，在备孕期间应尽量减少有毒化学物质的暴露，远离电离辐射、紫外辐射。

参考文献

[1] WATSON JD, CRICK FH. Molecular structure of nucleic acids; a structure for deoxyribose nucleic acid [J]. Nature, 1953, 171（4356）: 737-738.

[2] CRICK FH. On the genetic code [J]. Science, 1963, 139（3554）: 461-464.

[3] CRICK F. Central dogma of molecular biology [J]. Nature, 1970, 227（5258）:561-563.

[4] WATSON JD, CRICK FH. Genetical implications of the structure of deoxyribonucleic acid [J]. Nature, 1953, 171（4361）:964-967.

[5] 鞠永峰. 基因突变如何自发产生 [J]. 生物学教学, 2014, 39（05）:66-67.

[6] 宋囡, 石磊. DNA 损伤修复的分子机理研究进展 [J]. 西南医科大学学报, 2018, 41（01）:94-96.

[7] STRINGER JM WA, LIEW SH, HUTT K. The capacity of oocytes for DNA repair [J]. Cellular and molecular life sciences, 2018, 75（15）: 2777-2792.

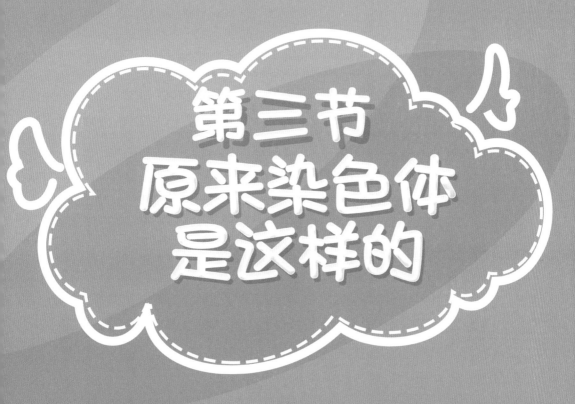

第三节
原来染色体是这样的

染色体是什么呢？它就如同每个人的档案袋一样，记录着你独特的遗传信息。通过这个档案的"记录"和"解读"，我们可以了解生命的秘密。

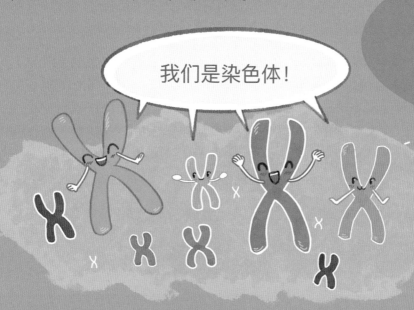

我们是染色体！

1. 神奇的"珍珠项链"

我们人体的每个细胞都藏着一串串"珍珠项链"。大家千万别小瞧这些"珍珠项链",它们内容丰富而且作用巨大,它们就是我们的"遗传档案"——染色体。

正常情况下,人类除了生殖细胞(精子、卵子)的染色体是 23 条,其余的每一个细胞锦囊中的染色体都有 46 条。组成染色体这条"珍珠项链"的"珍珠"是蛋白质,连接"珍珠"的则是 DNA。它们按照固定顺序排列,上面存放着我们的遗传信息。

绝大多数时间,"珍珠项链"呈现相对伸展的状态,称为"染色质"状态;当细胞在进行一分为二的分裂阶段时,"珍珠项链"会高度盘旋折叠,就如同毛线团一样缠绕,称为"染色体"。医生们会通过对盘旋状态的染色体进行分析,来查看数目和结构是否有所改变。

2. 46 条染色体,不多不少刚刚好

正常男性的精子和正常女性的卵子各含有 23 条染色体,当孕育新生命的时候,精子卵子结合成受精卵,于是这粒含有 46 条(23 对)染色体的"种子"便在妈妈子宫的"土壤"中生根发芽,茁壮成长为健康可爱的宝宝。

在 23 对染色体中,有 1 对染色体十分特别,它就是决定宝宝性别的"性染色体":女孩为 2 条 X 染色体(XX),男孩为 1 条 X 和 1 条 Y 染色体(XY)。其余的 22 对染色体为男女宝宝所共有,称为"常染色体"。人类染色体的数目不能多也不能少,46 条刚刚好。如果染色体数目或结构发生改变,则可能给生命带来"不可承受之重"。

3. 给染色体排个队吧

经过特定染色,每条染色体显示出自己独一无二的外形特征,就像

人类的五官、外形特点，帮助我们分辨出每个人。为了识别 46 条染色体是否正常，检测人员先给染色体染上黑白相间的条带，再借助光学显微镜，将染色体按照高矮和条带特征排好队，一个个进行检验。

首先检测染色体数目是否是 46 条，有没有增多或减少。然后，检测人员根据每一条染色体特征，仔细查看是否存在"变异"。无论是染色体数目改变还是结构改变，都有可能造成混乱，导致严重后果。为确保结果准确无误，检测人员通常会仔细观察数十个细胞中的染色体，观察染色体数目和条带有无异常后，再出具染色体检测报告单。

4."巧读"染色体检测报告单

当我们拿到染色体检测报告单，首先看看自己的染色体照片，46 条染色体是否排好队有序地呈现在报告单上，然后再重点关注文字结果。

如果结果显示："46，XX""46，XY""普通 G 显带染色体未见异常"，说明染色体检测结果是正常的；如果结果显示："46，XY，9qh+"或"46，XX，9qh+"等，大家也不必慌张，这属于一种正常现象，一般不会导致异常的表型。如果确实发现染色体存在异常，也不必过于沮丧，现在可以通过许多科学手段来阻断染色体异常向下一代传递。

因此，建议大家拿到报告单后，及时到医学遗传科咨询，医生会根据检测结果对您的情况进行全面评估，并提供科学的指导和建议。

优生优育知识

染色体是否正常对优生优育至关重要。染色体检测可以查出染色体的数目和结构异常，是染色体病重要的确诊依据。如果您是 35 岁以上高龄孕妇，或者曾发生过反复流产、不孕不育，以及有智力障碍、生长发育迟缓、先天畸形等相关遗传病的病史或者家族史等，建议主动前往医院的医学遗传科接受染色体检测。

参考文献

[1] 邬玲仟, 张学. 医学遗传学 [M]. 北京: 人民卫生出版社, 2016.

[2] 夏家辉. 医学遗传学 [M]. 北京: 人民卫生出版社, 2004.

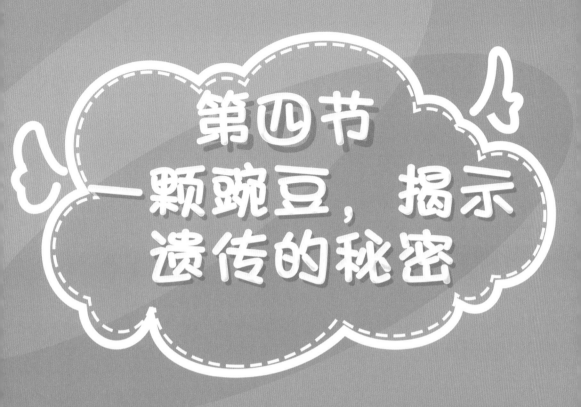

第四节
一颗豌豆，揭示遗传的秘密

一年四季，绿叶、繁花、硕果相继更替，看似普通寻常，却蕴藏着生命传承的真谛。孟德尔正是在对植物悉心的培养照料中，用豌豆做实验揭示了遗传的基本规律，并由此诞生了现代遗传学。

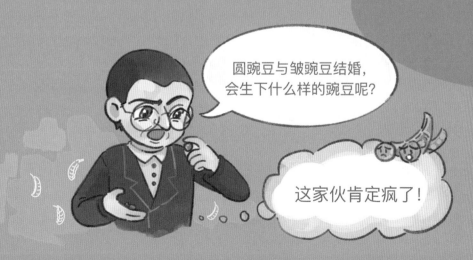

圆豌豆与皱豌豆结婚，会生下什么样的豌豆呢？

这家伙肯定疯了！

1. 平凡而又不普通的豌豆

你一定见过豌豆吧？可不要小瞧这些普普通通的豆子，它们适应能力强，容易栽培，外观特性鲜明，开出的花朵也很大，十分适合于研究的开展。不仅如此，它们也不会受外来花粉的干扰，总能保持住自己的"专一"。孟德尔依据豌豆的这些特点，对它们悉心栽培，细致连续地观察其生长特性，经过反复严谨的实验，终于从豌豆身上，打开了遗传学大门，揭示了遗传学的两大经典的基本规律——分离定律和自由组合定律。

2. "双胞胎基因"分离定律

孟德尔当初选择豌豆做研究，其中重要的一个原因是因为豌豆具有一些稳定且容易区分的性状。所谓性状，指的是生物的特性，包括形态、结构和生理、生化等多个方面。而同一种生物同一性状也会有不同的表现类型，叫相对性状，比如豌豆有高和矮、黄色和绿色、圆形和皱形等不同表现。豌豆一般圆豌豆"生"圆豌豆，皱豌豆"生"皱豌豆。孟德尔开创性地给圆豌豆和皱豌豆做了"豌豆杂交实验"，根据实验结果进行大胆地推测和验证，揭示了遗传分离定律。

孟德尔发现，生物的每个性状都是由一对基因共同来决定，这对位于同一对染色体的同一位置上的基因，就像双胞胎一样，在体细胞中成双成对，形影不离，科学家称其为"等位基因"。"双胞胎基因"在形成配子（卵子／精子）时必须分离，去寻找另一个配子。

3. "不同性状基因"自由组合定律

孟德尔在观察豌豆形状的基础上，又增加了对豌豆颜色的观察，通过豌豆这两方面的表现，推出了遗传的自由组合定律。简单理解即为，生物的性状有万千，掌管性状的"双胞胎基因"也有无数对，但每一对"双胞胎基因"都互不干涉,比如掌管形状(圆形和皱形)的"双胞胎基因"和掌管胚乳颜色(黄色和绿色)的"双胞胎基因"互不影响。在繁衍下一代时,所有的"双胞胎基因"都会分离,掌管不同性状的"双胞胎基因"之间可以自由组合,组成了新的"细胞部落"(配子)。当他们与另一个部落"通婚"后(配子结合),就会形成更为丰富多彩的"细胞社会"(受精卵),而正是这个多样性的"社会"培养出了独一无二的我们。

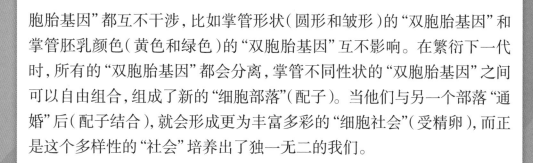

优生优育知识

　　遗传看似复杂,实际却有规律可循。正如伟大的孟德尔一样,只要善于观察推测,定会发现其中奥秘。对于我们人类而言,遗传病影响着健康,只有确定疾病中遗传因素的作用及其遗传方式,才能准确地根据遗传学的基本定律推断后代的患病风险。建议备孕的夫妻多了解一些遗传知识,从而实现优生优育的目的。

参考文献

[1] 摩尔根.基因论[M].卢惠霖,译.北京:北京大学出版社,2007.
[2] 吴相钰.陈阅增普通生物学[M].2版.北京:高等教育出版社,2005.

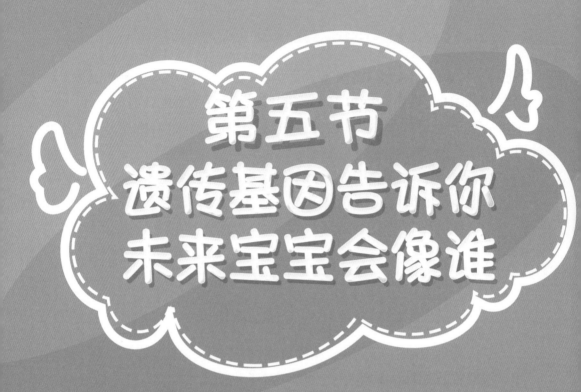

第五节
遗传基因告诉你
未来宝宝会像谁

　　宝宝是生命的延续，准爸妈们总是乐此不疲地猜测宝宝长得像谁，究竟是"儿子像妈，女儿像爸"还是"智商随妈，性格随爸"？其实，宝宝像谁取决于遗传基因，它们影响着宝宝的样貌。

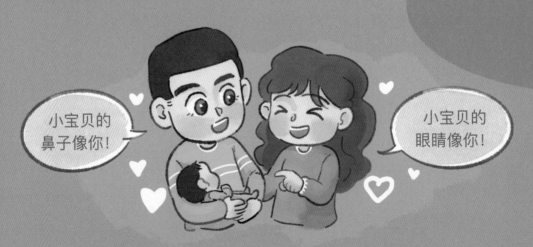

1. 遗传基因的"传递性"

众所周知，新生命起源于一颗受精卵。受精卵有 23 对（46 条）染色体，共有 2 万 ~3 万个遗传基因。遗传基因就像"积木"一样分布排列在染色体上，而每条染色体像是由很多个"积木"搭建而成的"车厢"。从精子和卵子结合的那一刻起，基因就在一定程度上决定了宝宝的长相。为什么宝宝的某些长相与父母不像，但和爷爷奶奶或者外公外婆很像呢？因为宝宝的基因来自爸爸妈妈，而爸爸妈妈的基因又分别来自爷爷奶奶和外公外婆。

2. 遗传基因的"表现型"

宝宝的各种特征长相，比如双眼皮、高鼻梁、长睫毛、小酒窝、卷舌等，其实就是遗传的"表现型"，而这些表现是受相应的遗传基因控制的。宝宝的有些简单特征，如长耳与短耳等，只受一个基因控制；某些复杂的特征，如身高等，则需要多个基因相互作用，共同控制。遗传的世界既复杂又神奇，有的基因相似，但每一个基因又都是独一无二的。

3. 显性基因的"优先性"

人体内的基因可简单分为显性基因和隐性基因。控制显性性状（即表现出的性状）的基因为显性基因，控制隐性性状（即不表现出的性状）的基因为隐性基因。但显性基因更具有"优先性"。也就是说，对于由一对基因控制的性状，只要有显性基因存在，就会表现出显性。只有都是隐性基因时，才会表现出隐性。

不过，对于由多对基因控制的复杂性状，比如身高，不仅受父母控制身高的不同基因之间随机组合的影响，还要受各种环境因素的影响，如营养、睡眠、运动等。

优生优育知识

　　在遗传物质传递的过程中,有的基因因为发生突变丧失了功能,以致给宝宝造成不良的后果。以软骨发育不良(俗称侏儒症)为例,该病是由于纤维细胞生长因子受体(*FGFR3*)基因突变导致的,相关的临床表现是显性性状,主要表现为四肢短小等。因此,当父母中有一人是患者时,自然受孕的宝宝中会有 50% 的可能性表现为软骨发育不良。如果想生育健康宝宝,建议通过第三代试管婴儿技术助孕,或在自然受孕后进行全面的产前诊断,以降低患病宝宝出生的概率。

参考文献

[1] 邬玲仟,张学.医学遗传学 [M].北京:人民卫生出版社,2016.

[2] 刘林森.努力解开人类基因之谜 [J].科学 24 小时,2001(10):3.

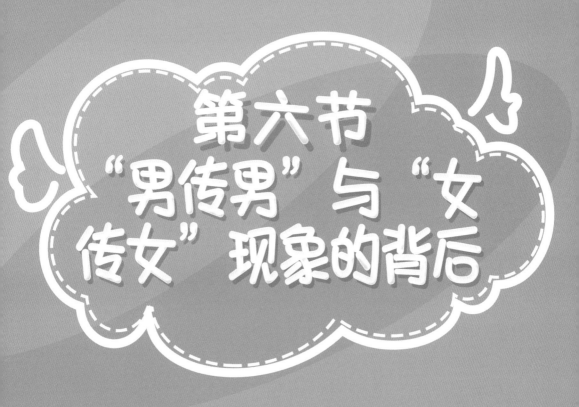

第六节 "男传男"与"女传女"现象的背后

有的遗传病呈"男传男",在家族中表现出父亲、儿子、孙子之间的垂直传递现象;有的遗传病呈"女传女",家族中出现母亲、女儿、外孙女之间的垂直传递现象。为什么这些疾病传递现象跟性别如此相关呢?

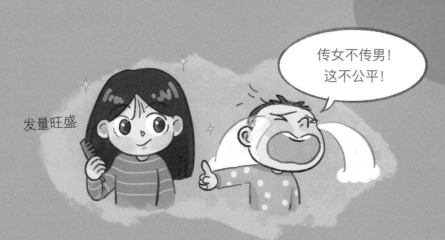

1."男传男"的Y连锁遗传

经常听人说"有其父必有其子"，其实在遗传上还真有此事。如家族性"毛耳"就是一种真正意义上的父子相传的疾病。爷爷、父亲、孙子的外耳道都长出长长的硬毛，从遗传学方面解释，"毛耳"是一种Y连锁遗传病，由于致病基因位于Y染色体上，故该遗传病只在男性家族成员中代代相传。也就是说，"毛耳"的特征会从爷爷遗传给爸爸，再由爸爸遗传给儿子，并将在家族男性中一直传递下去。

再比如，控制男性精子生成的无精症因子（*AZF*）也位于Y染色体上，它的全部或部分缺失，可导致男性患无精子症或少弱精症而影响生育，并在儿孙间呈现出"男传男"现象。

2."女传女"的X连锁显性遗传

当"坏"基因出现在X染色体上时，女性患病的概率要高于男性，但男性症状往往比女性严重，这与女性有两条X染色体，而男性仅有一条X染色体有关。比如，当色素失禁症Ⅰ型的基因位于X染色体上时，女性便会出现色素失禁症的种种症状；而对男性来说，往往是致命伤害，一般在胎儿期便会死亡。因此，该病在家族中会表现出仅有女性患病的假象，还会表现出女性之间的垂直传递，即"女传女"。类似的疾病还有雷特综合征等。

优生优育知识

如果家族中出现过"男传男""女传女"或反复流产等异常现象时，尤其夫妻之一为某种遗传病患者时，最好在备孕前进行遗传咨询，在遗传医师的指导下，制定科学合理的生育方案，以降低类似遗传病患儿的生育风险以及减少反复流产、引产对孕妇身心造成的伤害。

参考文献

[1] 陆国辉, 徐湘民 . 临床遗传咨询 [M]. 北京：北京大学医学出版社,
2007.

[2] 邬玲仟, 张学 . 医学遗传学 [M]. 北京：人民卫生出版社, 2016.

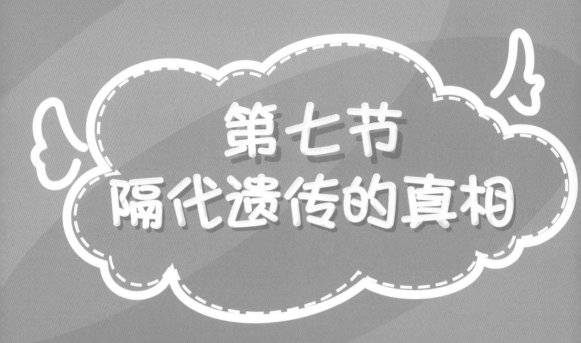

第七节
隔代遗传的真相

在外貌和很多特征上，孩子往往不是像极了爸爸，就是复制了妈妈。但是，也有些孩子会"不按套路出牌"，在某些特征上，与其祖辈或曾祖辈中的亲属却极其相似，即"隔代遗传"。那么，这种现象是如何发生的呢？

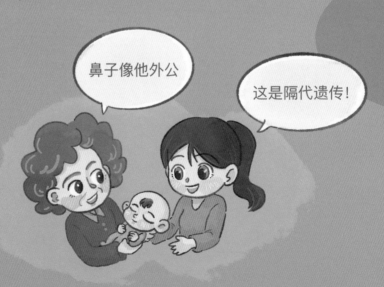

1. 隔代遗传好神奇

隔代遗传是上一辈的某些特征(如长相、身高、体重及红绿色盲等),间隔两三代,体现在孙辈甚至重孙辈身上的一种遗传方式。从遗传学的角度来分析,身高是由一组基因决定的。不同基因类型的随机组合,可以在一定范围内导致身高差异。

值得一提的是,虽然遗传因素对身高等影响很大,但环境等后天因素也不容忽视,如均衡的饮食、规律的作息、适当的体育锻炼以及健康的心理等都有助于孩子长高长壮。

2."坏"基因也会隔代遗传

隔代遗传的基因有好有坏,比如发生突变的血友病 A 基因和耳聋基因就是导致隔代遗传的典型"坏"基因。

血友病 A 的隔代遗传称之为 X 连锁隐性遗传。当外公 X 染色体上的血友病 A 基因发生突变时,会出现流血不止、反复出血等血友病症状,而且还会将带有突变基因的 X 染色体遗传给女儿,女儿成为该"坏"基因的携带者。由于她还有另一条正常的 X 染色体,所以仅一个"坏"基因不会导致血友病,但她可以继续将带有"坏"基因的 X 染色体传递给她的儿子。由于男性只有一条 X 染色体,这唯一带有"坏"基因的 X 染色体会导致儿子出现血友病症状。因此,血友病 A 表现出了外公与外孙之间的隔代遗传。

耳聋的隔代遗传称之为常染色体隐性遗传。当爷爷为耳聋患者时,他往往携带了一对耳聋的"坏"基因。当耳聋的爷爷与正常的奶奶婚配后,生育的爸爸则是"好"基因与"坏"基因的组合,即携带者。当作为携带者的爸爸遇到同样携带了"坏"基因的妈妈时,他们孕育的孩子则有 1/4 的概率出现耳聋。于是,这个家族会表现出耳聋在爷爷和孙子之间的隔代遗传。

3.性格也能隔代遗传

性格也会隔代遗传吗？答案是肯定的。很多孩子从小由祖辈照料，平常的耳濡目染让他们常常表现出隔代间的几分神似或者类似的性格特点。性格的塑造除了与遗传因素有关，与其生活环境、受教育方式也是密不可分的。良好的家庭结构、教养方式、生活氛围等对孩子的身心发展、性格特征和行为习惯的影响至关重要。所以，家长要努力为孩子营造积极健康、和谐友爱、轻松愉快的生活氛围。

优生优育知识

有些疾病会表现出隔代遗传，比如红绿色盲、血友病和假肥大型进行性肌营养不良症等。因此，夫妻备孕前，有必要了解双方家族的遗传病史，并到遗传专科门诊进行孕前、产前遗传咨询和接受相关生育指导；同时建议夫妻积极参加常见遗传病携带者的筛查检测。对于有严重遗传病生育风险的夫妻，也无须过度焦虑，在专业医师的指导下，进行产前诊断和科学管理，可有效避免这类遗传病患儿的出生。

参考文献

[1] 邬玲仟，张学 . 医学遗传学 [M]. 北京：人民卫生出版社，2016.

[2] 章波，王燕，宋敏，等 . 人类基因研究报告 [M]. 重庆：重庆出版社，2006.

[3] 罗伯特·普罗明 . 基因蓝图 [M]. 刘颖，吴岩，译 . 北京：中信出版集团，2020.

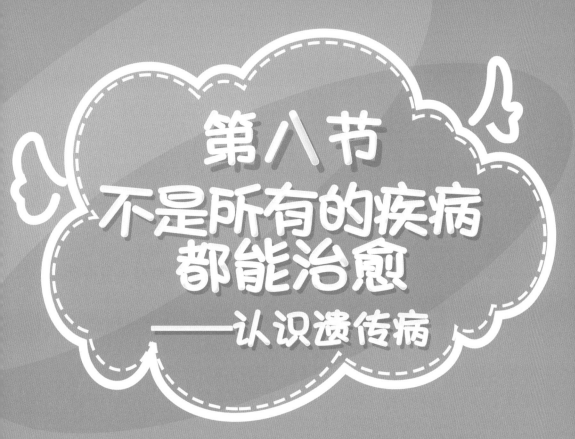

第八节
不是所有的疾病都能治愈
——认识遗传病

随着现代医学的迅速发展，遗传学家们发现了越来越多的疾病都与遗传密切相关，也有越来越多的人前往遗传门诊咨询，问得最多的就是"遗传病到底是什么病，能不能被治愈，有没有特效药？"为了"知己知彼，百战百胜"，让我们一起来认识一下遗传病。

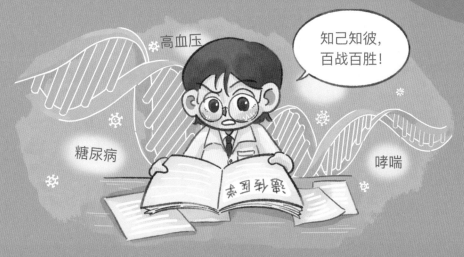

1. 遗传病是什么

医学上对遗传病的定义是：由遗传物质异常导致的疾病，其中的"遗传物质"指的是染色体或者基因。遗传病的种类"五花八门"，且具有终身性、遗传性、家族聚集性等特点。要判断一种疾病是不是遗传病，需要通过遗传学检查来判断体内是否有遗传物质的异常。

遗传病大致可分为：染色体病、基因组病、单基因遗传病、多基因遗传病、线粒体遗传病。假设人体是一列火车，正常的火车有正常的动力（线粒体）、具有 46 节车厢（46 条染色体），每节车厢都有固定的座位（基因）。当车厢的数目或排列位置异常时即为染色体病；当车厢一个座位的数量、功能异常时，即为单基因遗传病；不同车厢多个座位数量或功能发生异常，即为多基因遗传病；当某一节或多节车厢一部分相邻的座位发生数量或功能改变，即为基因组病；当火车动力系统异常，即为线粒体遗传病。

2. 遗传病能治愈吗

当染色体和基因出现"差错"导致遗传病时，很难被治愈。"五花八门"的遗传病表现各异，比如血友病患者磕碰时容易出现青紫、淤血和止血困难的现象；而遗传性耳聋患者表现为听力降低或丧失。

目前，针对不同种类遗传病的治疗方法主要分为 4 类：替代治疗、手术治疗、基因治疗和对症治疗。替代治疗就是"缺什么补什么"，如对血友病患者定期输注凝血因子；手术治疗，如切除六指患者多余的手指；基因治疗指对异常的基因（座位）进行修补或者替换；对症治疗即针对疾病的主要症状进行治疗，治标不治本。大多数遗传病尚无有效的治疗方法，比如合并耳聋、癫痫的低智商患者，往往只能通过服用药物控制症状或者康复训练，来改善其生活质量。

3.怎样预防遗传病

即使父母均为正常的健康人群，也并不意味着孩子的没有遗传病。如果父母均为脊肌萎缩症致病基因携带者，他们有 1/4 的概率可能会生育患儿。为避免生育这类后代，夫妻双方可在准备怀孕前进行常见隐性遗传病的"座位"筛查；备孕期间应养成良好的生活习惯（戒烟、戒酒和规律作息等）和避免接触诱发"司令官"犯错的因素（有毒、有害物质等）；孕妈妈应按时进行产前检查，并完成医生指定的"任务"（如产前筛查、超声检查等）。一旦结果出现任何异常情况，应及时到医学遗传门诊进行咨询。

对于曾经生育过遗传病宝宝的夫妻，或者当夫妻中一人的遗传物质出现"差错"时，可考虑通过第三代试管婴儿技术助孕或者自然怀孕后对胎儿进行"差错"基因的检测，避免有相同遗传病的宝宝出生。

优生优育知识

胎儿 NT 检查，即颈后透明带检查，是孕妈妈进入正式产检后的第一个超声排畸筛查。一般在孕 $11\sim13^{+6}$ 周进行。通过 NT 检查可以检测胎儿颈部的透明带的厚度，早期发现胎儿是否存在异常。如果发现胎儿的 NT 增厚，并不意味着一定患有遗传病，但胎儿患染色体病、基因组病和单基因遗传病的风险会增加。因此，建议孕妈妈及时进行遗传咨询，在医生指导下决定是否进行后续的产前诊断，避免生育与 NT 增厚相关的遗传病宝宝。

参考文献

[1] 邬玲仟, 张学 . 医学遗传学 [M]. 北京：人民卫生出版社, 2016.

[2] 王洁, 王治平 . 儿童脊肌萎缩症诊治新进展 [J]. 诊断学理论与实践,
    2007, 6（3）:3.

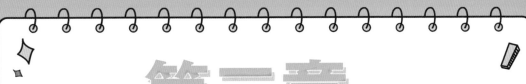

第二章
孕育新生命必须重视的事情

　　生命，来自一场奇妙的相遇。而孕育，则是对生命最高的赞礼。爱 TA，就把最好的给 TA，包括健康、智慧……年轻的你们真的准备好了吗？

　　继续读下去，也许你们会有意想不到的收获。

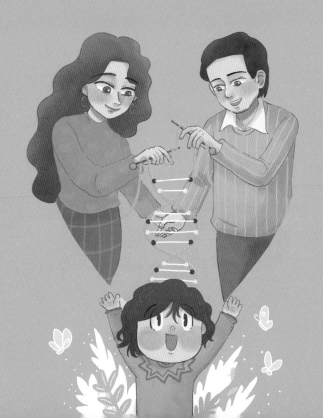

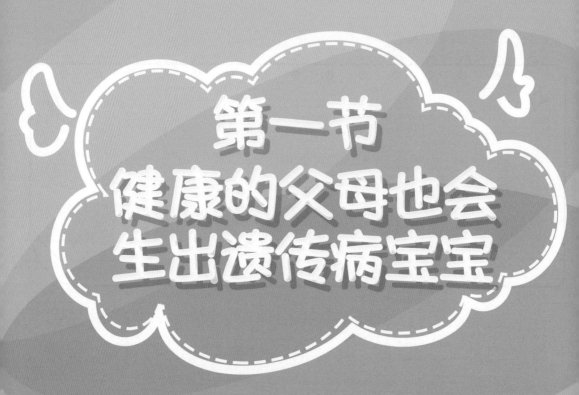

第一节 健康的父母也会生出遗传病宝宝

遗传病，顾名思义与遗传有关。但有些人认为，这一定是由父母或者家族里的祖辈，将致病基因传给了后代，于是"是否有遗传病家族史"成了很多人眼中衡量遗传病的"金标准"。真的是这样吗？

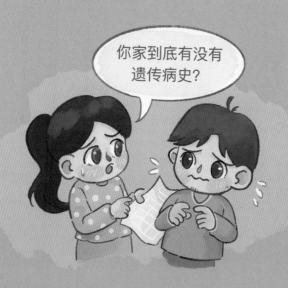

1. 遗传病可能不是"遗传"来的

所谓遗传病,都是家族或者父母"传"下来的,这是我们对遗传病的一种误解。其实,没有遗传病家族史的健康夫妻,也会因为某些因素而生下患遗传病的孩子。比如,唐氏综合征(21-三体综合征)这种遗传病绝大部分不是父母"传"下来的,而是在孕育过程中,由于染色体分配错误导致了 21 号染色体多出一条,让孩子患病。即使染色体正常的健康夫妻也存在生育唐氏综合征患儿的风险,并随着怀孕时母亲的年龄增加,风险也会增加。

还有一种遗传病的发生与"新发突变"有关。患这种类型遗传病的人没有遗传病家族史,有病的基因原本在父母体内是不存在的,"突变"发生在精子或卵子细胞形成的过程中,也可能发生在精子和卵子细胞结合形成受精卵以后。如果"新发突变"隐匿在无足轻重的基因角落时,一般不会有功能性的问题;但当它出现在至关重要的基因位置上时,则会"牵一发而动全身",导致遗传病的发生。

2. "健康"父母未必"真健康"

我们人类的染色体是成对的,位于染色体上的基因也是成对存在的。在一对染色体中,如果有一条染色体上的基因"生病",而另一条染色体上的基因正常,我们自己并不会发病,但是会成为这个有病基因的"携带者"。只有在两条染色体上的这一对基因都"生病"时,我们身体才会出现疾病的表现,这种遗传病叫隐性遗传病。

常染色体隐性遗传病: 有病的基因位于常染色体上,只有同时携带两个有病的基因时,人才会发病。当父母双方不是"患者",只是看似健康的有病基因"携带者"时,他们生下的每个孩子都有 1/4 的概率患病,有 1/2 的概率成为该遗传病的携带者,还有 1/4 的概率成为没有此病的健康者。较常见的遗传病有:苯丙酮尿症、白化病、肝豆状核变性等。

X染色体连锁隐性遗传病：有病的基因位于X染色体上。由于男性只有一条X染色体，女性有两条X染色体，故一般情况下男性是"患者"，女性则可能是看似健康的有病基因"携带者"。当母亲为携带者而父亲是健康者时，他们生下的每个男孩有1/2的概率患病，每个女孩有1/2的概率成为携带者。常见的遗传病有：红绿色盲、血友病、进行性肌营养不良等。

优生优育知识

遗传病并非根据是否有家族史来判断，主要是通过遗传学检查，来检测遗传物质是否存在缺陷。没有遗传病家族史的夫妇也可能生育遗传病患儿。但是，有遗传病家族史的夫妇，比没有遗传病家族史的夫妇生育遗传病患儿的概率更高，建议此类夫妇在孕前进行遗传咨询，由专业医生评估该遗传病是否存在传给后代的风险，再做出正确的生育选择。

参考文献

郐玲仟,张学.医学遗传学[M].北京：人民卫生出版社,2016.

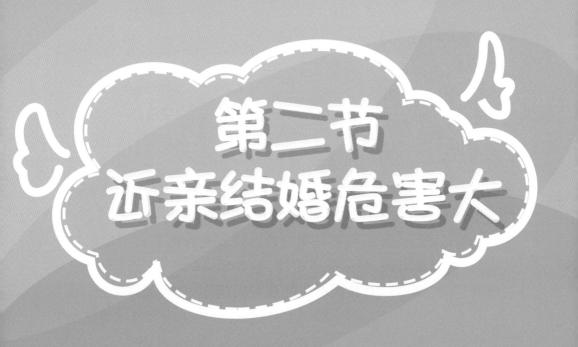

第二节
近亲结婚危害大

古代有一种现象，男性偏向选择本家族中血缘关系较近的女性来结婚，例如表哥与表妹结婚。殊不知，近亲结婚生育会让一些遗传性疾病高发。

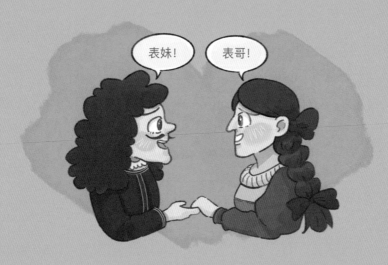

1. 多"近"才是近亲结婚

近亲结婚是指直系血亲或者三代以内的旁系血亲通婚。其中，血亲是指人类群体中有共同祖先的两个人之间的血缘关系，包括直系血亲和旁系血亲。直系血亲是指具有直接血缘关系的亲属，即生育自己和自己生育的上下代各代亲属，包括父母、祖父母、外祖父母、子女、孙子女、外孙子女等。旁系血亲是指与自己同一血缘的非直系血亲，如：兄弟姐妹、堂兄弟姐妹、姑表兄弟姐妹、姨表兄弟姐妹、叔伯、姑、舅、姨等。所谓三代，则是从有共同祖先的那一代起计，如表兄妹结婚，双方的（外）祖母就是第一代，双方的父母是第二代，到了表兄妹这里就是第三代。

近亲结婚指必须是有血缘关系的亲属间的婚配。当结婚的双方没有血缘关系时，即使亲属关系再近也不算是近亲结婚，例如领养子女间的婚配，虽然他们属于兄妹关系，但没有血缘关系，所以不算是近亲结婚。

2. 幸福婚姻，光有爱是不够的

我国在法律上禁止近亲结婚，这是预防遗传病发生和保障社会安定的重要措施之一。无数的现实告诉我们，血缘关系近的男女结婚生育的后代死亡率高，存活下来的后代不少还会患上智力发育低下、发育畸形以及相关遗传病等。因为在近亲夫妇体内，有着较多共同祖先传承下来的相同基因。其中包括正常的基因，也包括不利于生存的"坏"基因。由于近亲夫妇继承相同"坏"基因的概率比较高，会大大增加后代患遗传疾病的概率。因此，为了后代健康以及家庭幸福，要避免近亲结婚。

优生优育知识

　　假如您的父母是近亲婚配，但父母以及父母的家族成员中都没有明显的遗传病史，您不用过于担心自己有患常染色体隐性遗传病的风险。但是，如果您与配偶有血缘关系，且出现不明原因的不孕不育，或有胎儿先天畸形、死胎、死产等不良妊娠史等问题时，建议及时接受遗传咨询，请医生评估近亲结婚带来的生殖障碍风险。

参考文献

[1] 周华芳. 近亲结婚的常见危害 [J]. 农村百事通, 2005, (11):55.

[2] 陈爱葵, 李爱群. 隐性遗传病与优生 - 近亲结婚的危害 [J]. 生物磁学, 2003, 4:46-48.

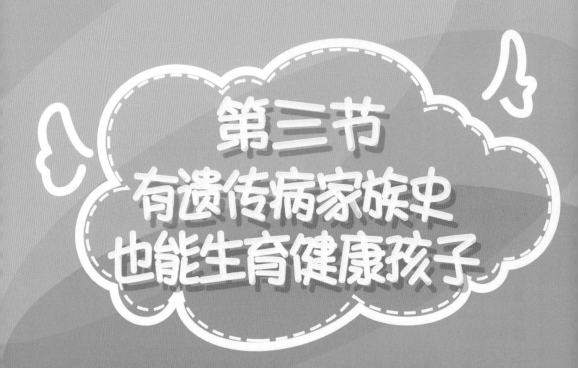

第三节
有遗传病家族史
也能生育健康孩子

对于有遗传病家族史或者生育过遗传病孩子的夫妇来说，一方面迫切地想要一个孩子，另一方面又担心生出的孩子不健康，究竟该怎么办才能"两全其美"，生育出健康的孩子呢？

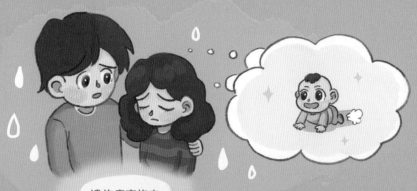

遗传病家族史

1. 明确病因, 是避免生育遗传病患儿的关键

首先, 要明确"先证者"的病因。所谓"先证者", 指的是家族中的遗传病患者或者夫妻双方生育的遗传病患儿。医生通过对"先证者"进行遗传咨询及相关检测, 查找出导致遗传病的原因, 再针对具体病因, 评估夫妻再生育遗传病宝宝的风险。经过评估, 如果夫妻存在生育遗传病患儿的高风险, 建议尽量选择在自然怀孕后接受产前诊断, 或通过第三代试管婴儿技术来阻断疾病的垂直遗传, 从而生育健康宝宝。

2. 两项技术为生育健康宝宝保驾护航

一方面, 具有生育遗传疾病患儿高风险的夫妇可以选择第三代试管婴儿技术助孕, 即对植入子宫前的胚胎进行检查, 利用分子遗传学技术检测, 挑选出健康的胚胎移植到妈妈的子宫里。这项技术可以帮助有某种遗传性疾病的家庭生育健康后代。

另一方面, 这类夫妇还可以选择在自然怀孕后接受产前诊断, 以避免患儿出生。产前诊断的方式包括绒毛穿刺、羊水穿刺、脐静脉穿刺。一般情况下, 绒毛穿刺在孕 11~14 周时进行, 羊水穿刺和脐静脉穿刺的时间区间在不同的产前诊断中心可能略有区别。

3. 远离两大误区

第一个误区: 认为只要夫妻双方或胎儿进行了遗传学相关检测, 就可以避免遗传病患儿的出生。其实不然! 在明确"先证者"的病因后, 再通过产前诊断或第三代试管婴儿技术, 只能阻断这种病因明确的遗传病; 如果在没有明确"先证者"病因的情况下, 就直接对夫妻双方或胎儿进行检测, 无异于"大海捞针", 此种预防遗传病患儿出生的方法效率较低, 甚至可能出现诊断错误。

第二个误区：认为检查是万能的，做了检查就一定能查出病因。事实上，遗传病的发生除了遗传因素外，还与环境等因素有着重要关系。对于没有在基因层面确诊"先证者"的家庭，再次生育时，无法做到遗传疾病的精准阻断，只能通过常规的产检来观察胎儿有无结构畸形及生长发育迟缓等情况。

优生优育知识

建议以下人群在准备怀孕前进行遗传优生咨询，以避免生育遗传病宝宝：

（1）夫妇双方或家系成员中患有某些遗传病或先天畸形者；

（2）曾生育过遗传病患儿的夫妇；

（3）不明原因智力低下或先天畸形儿的父母；

（4）不明原因的反复流产或有死胎死产等情况的夫妇；

（5）婚后多年不育的夫妇；

（6）孕妇年龄超过35岁或胎儿父亲年龄超过40岁；

（7）长期接触不良环境因素的育龄夫妇；

（8）孕期接触不良环境因素以及患有某些慢性病的孕妇；

（9）常规检查或常见遗传病筛查发现异常者；

（10）其他需要咨询的情况，如近亲婚配等。

参考文献

赵馨. 产前遗传咨询的思路和临床应用 [J]. 中国产前诊断杂志（电子版），2016，3:50-54.

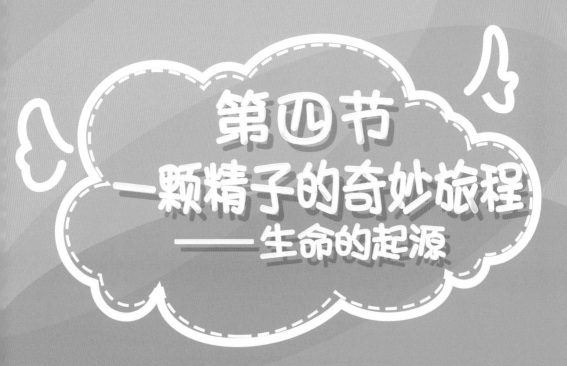

第四节
一颗精子的奇妙旅程
——生命的起源

大家好！我是一颗小精子，跟精子家族亿万成员居住在男人国——睾丸，我们的终极梦想便是在成年后到达女人国，和卵子公主结合形成受精卵，孕育最初的生命！但是，每一次卵子受精，成功的仅仅是一颗精子，其他成千上亿的精子都是陪跑的，我该如何努力，成为最幸运的那一颗呢？

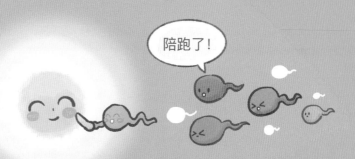

陪跑了！

1."品学兼优"才有未来

在卵子公主举办的"比武招亲"中,光靠速度可不行,只有各方面都"品学兼优"的精子才有资格参加角逐。

为了有机会参与竞争,我拼命生长。过了九十天后,终于长成了蝌蚪样的帅精子。我全长只有 60 微米,由头、颈、尾三部分组成:头呈光滑的椭圆形,前半部分是前锋顶体,专用来钻破卵子外部的透明带;颈部不长,但比较脆弱,用来连接头尾;在找寻卵子的路上全靠长长的尾巴摆动向前游。

别看我个头小,但能力却是杠杠的,我不仅速度快(前向运动)、颜值高(形态好)、耐力强(持续运动时间长),我相信自己还有打开卵子芳心的能力(顶体功能),还会为卵子公主献上完美的"钻石"(DNA 完整性)。

2.长途跋涉只为相遇

终于等到了排卵期,我和亿万颗精子从男人国里"喷涌而出",其中只有一个幸运儿能与卵子结合。进入女性体内的精子要经历长途跋涉,途经阴道、子宫、输卵管,很多精子会被阴道的酸性环境给"酸死",有的精子会因体力不支"累死"。最后的幸存者到达宫腔时,还会面临人生的抉择:向左还是向右?因为女性有两个卵巢和两条输卵管,哪侧卵巢排卵并不知道,"岔路口"上也没有指路牌!选对方向才有可能最终胜利!我就是那批脱颖而出且幸运加身的精子,我选对了方向,和兄弟们在输卵管壶腹部等待与卵子公主的浪漫相遇。

3.精卵相遇生命传承

当我们历经万难,终于见到了卵子公主。卵子公主有厚厚的外膜,外膜的放射冠跟透明带就像是囚禁着公主的城堡,阻隔着我们相遇。但是，精子们岂能这么容易放弃！我们齐心协力，拼命地靠近卵子公主的外膜，释放顶体酶溶解卵子公主的放射冠和透明带，当城堡出现一点点缝隙，我找准时机，"嗖——"地一下钻了进去，只要有一颗精子穿过透明带，透明带会迅速变硬，阻止其他精子兄弟进入，一切也都结束了，我成为最幸运的那一个，在此要感谢精子兄弟们的助攻。

当我和卵子公主结合变成受精卵，一个新生命瞬间诞生，最终在女人国的子宫扎根生长！

优生优育知识

生儿育女，男性精子质量至关重要，为保证优生优育，男性备孕前应该养成良好的生活习惯，做好生育力评估。备孕期的准爸爸，可以提前3~6个月"养精蓄锐"，尽量做到以下几点：合理饮食，均衡补充各种营养；适当运动，增强身体素质；远离有毒环境，避免高温久坐；戒烟戒酒少熬夜，养成良好的生活习惯。

参考文献

任枚琪，杨瀚云，史潇.精子功能的生理机制及研究进展 [J]. 国际生殖健康 / 计划生育杂志，2020，06:519-523.

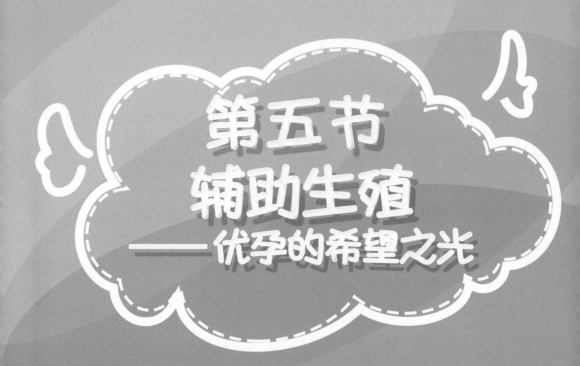

第五节
辅助生殖
——优孕的希望之光

　　生育健康宝宝是每一个家庭的梦想，但随着生育年龄的推迟，越来越多的家庭面临着"怀不上，保不住，生不好"的难题，有些人便想到了试管婴儿。听说试管婴儿一代比一代高级，真的是这样吗？

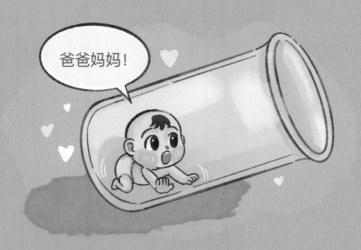

1. 辅助生殖——不孕不育家庭怀孕的"法宝"

针对不孕不育的主要治疗手段包括药物治疗、手术治疗和辅助生殖等三种，其中辅助生殖常被当作是"生育孩子的最后机会"。据统计，约20%的不孕不育夫妇需要借助辅助生殖来实现生育。

辅助生殖技术包括人工授精和体外受精 - 胚胎移植技术以及各种衍生技术。其中体外受精 - 胚胎移植技术就是大家熟悉的试管婴儿技术。经过 40 余年的发展，试管婴儿技术为许多家庭带来了幸福与希望。

2. 试管婴儿技术并非一代比一代高级

很多人好奇，试管婴儿技术是否如电子产品一样，一代比一代高级？一代比一代成功率更高？答案当然是否定的！

我们俗称的第一、二、三代试管婴儿技术，是按照国内成功案例的时间先后顺序来命名的，并不是一代更比一代高级。而且每一代试管婴儿技术所针对的生育难题也是不同的，粗略概括为"一女二男三遗传"。"一女"：是指第一代试管婴儿技术，主要针对由女方因素导致的不孕；"二男"：是指第二代试管婴儿技术，主要针对由男方因素引起的不育；"三遗传"：是指第三代试管婴儿技术，主要针对由遗传因素导致的生育问题。具体选择哪种技术要根据生育夫妇的自身情况，再结合医生的建议进行，切不可盲目跟风！

3. 试管一代——自由恋爱

"第一代试管婴儿技术"是指常规的体外受精 (in vitro fertilization, IVF)，通过模拟体内受精，把成熟的卵子和精子放置在胚胎实验室的培养皿中，就像谈恋爱一样，精子卵子自由结合，当然只有最幸运的精子才能抢占到卵子,待受精形成胚胎后,再移植回母体子宫发育。

4.试管二代——"包办婚姻"

"第二代试管婴儿技术"是指卵胞质内单精子注射(intracytoplasmic sperm injection, ICSI),当精子质量太差(如重度少、弱、畸精症,或者是有些可通过睾丸或附睾穿刺取到部分精子的无精症),这样的精子不能与卵子自由结合,正常完成受精的使命,这时候就需要"包办婚姻"来解决难题了。在显微镜下,专家会精心挑选一个形象气质俱佳的精子,直接"送"入成熟的卵子中完成受精。

5.试管三代——严格筛选

"第三代试管婴儿技术"是指胚胎植入前遗传学检测(preimplantation genetic testing, PGT),当夫妻有家族遗传病史时,为了后代的健康,医生们会建议通过此项技术助孕,就是在胚胎植入子宫之前,对体外受精后的胚胎先进行遗传物质分析,排除带有已知致病基因的"坏"胚胎,然后挑选"好"胚胎移植入母体子宫内,这种方式是从基因层面进行优选,从而避免后代患有与家族同样的遗传病。

优生优育知识

当选择辅助生殖技术孕育下一代的时候,我们不需要纠结选择哪一种方式,因为无论是一代、二代还是三代试管婴儿,都是严格按照夫妻双方具体的实际情况来选择的。其实,越自然的受孕方式,越符合自然规律,宝宝也越健康哦!

参考文献

杨一华,黄国宁,孙海翔,等.不明原因不孕症诊断与治疗中国专家共识[J].生殖医学杂志,2019,09:984-992.

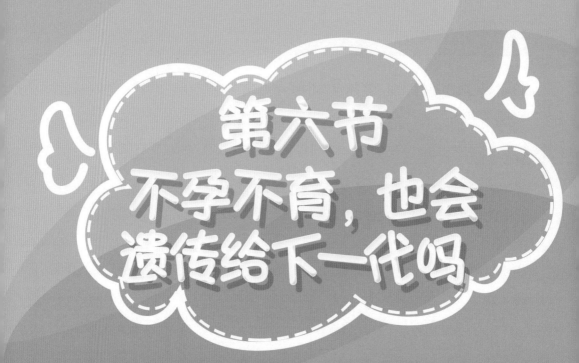

第六节
不孕不育，也会遗传给下一代吗

因为不孕不育，借助试管婴儿技术好不容易有了自己的宝宝，又担心自己的不孕不育遗传给孩子，怕TA以后再次踏上辛酸的求子路，怕自己的家族永远摆脱不了不孕不育的魔咒。不孕不育真的会遗传吗？

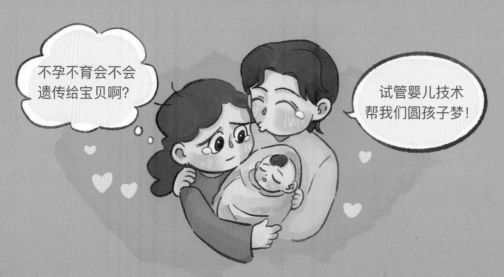

1. 不孕不育的病因很复杂

夫妻双方如果有正常性生活而未采取避孕措施 1 年以上，未怀孕称为不孕不育。如果原因在女方则为不孕，占 40%~45%；在男方则为不育，占 25%~40%；还有不明原因的不孕不育占 10%~15%。不孕不育是一类复杂的疾病，可由遗传缺陷、解剖异常、免疫因素、内分泌紊乱、全身性疾病、感染及环境因素等各种原因引起。

2. 后天因素引起的不孕不育，通常不遗传

生命的成功孕育，男女双方缺一不可。女性方面主要受到了卵子生产场所（卵巢）、卵子运输通道（输卵管）、精卵受精环境（子宫、宫颈等）及受精卵播种土壤（子宫内膜）等方面因素的影响；男性方面主要是精子质量的问题，一旦因为感染、药物、手术及环境污染等外界因素，很容易影响种子选手们的质量。不过，这类原因导致的不孕不育通常是不会遗传给下一代的，只要经过规范的治疗和精心的调理，就能顺利达成"好孕"愿望。

3. 遗传因素引起的不孕不育，可能会遗传

据研究，许多与不孕不育相关的病因，如不明原因、男性严重少弱畸精子症、内分泌异常等，它们可能与染色体异常和基因突变有关，有可能会遗传给下一代，但这并不是绝对的。

前面讲过，人类的 23 对染色体包括了 1 对决定宝宝性别的"性染色体"以及 22 对男女共有的"常染色体"。如果夫妇常染色体发生了平衡易位（即不同染色体之间的片段交换），常常会引起不孕不育、反复流产，甚至生育出畸形儿；如果是发生在性染色体上的异常，女性可能会出现闭经，男性则可能会出现无精症，从而影响生育能力，严重的甚至无法生育

属于自己的孩子。如果是因为基因突变而引起的男性精子质量极度下降，那么这类男性还是可以通过试管婴儿技术助孕来孕育健康宝宝的。但是需要注意的是，还是可能有部分不育基因会从父代传递给子代，导致出现一样的不育。

优生优育知识

　　不孕不育往往会给夫妻双方带来极大的身心压力，以致成为扰乱家庭和谐氛围的因素，因此科学预防至关重要。即使不幸被诊断为不孕不育的夫妻，也不要过于担心，最重要的是夫妻双方要相互理解、相互支持，给予彼此充足的耐心，及时就医，听从医嘱，积极配合治疗，一般都能通过自然怀孕或者辅助生殖技术助孕来圆生儿育女梦。

参考文献

[1] 刘智任,刘奇才,洪国舜.男性不育遗传因素相关检测的研究进展 [J].中华检验医学杂志,2022,05:553-558.

[2] 沈晓婷,徐艳文.遗传因素性不孕不育的诊治流程 [J].实用妇产科杂志,2020,05:325-328.

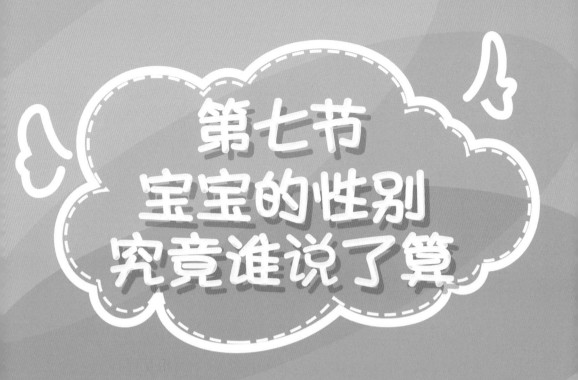

第七节
宝宝的性别
究竟谁说了算

随着"三孩"政策放开，许多夫妻都想儿女双全，网上也流传着各种生男生女的秘方，这些民间土办法真的有用吗？宝宝性别，究竟谁说了算？

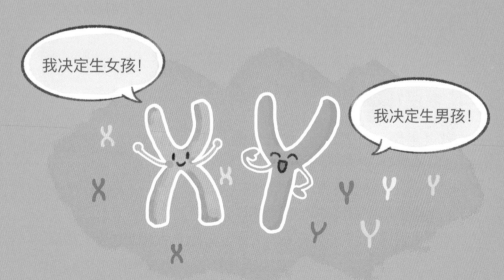

1. 生男生女——民间传言不靠谱

孕妇肚子里的是男宝宝还是女宝宝,有很多五花八门的"民间偏方",比如酸儿辣女、怀女孩变美怀男孩变丑、肚子尖尖生男孩、孕吐厉害生女孩……其实,民间这些传言没有任何科学依据,每个孕妈妈都是独一无二的,怀孕后的激素水平、身体变化、饮食习惯等情况也都因人而异,没有说怀男孩就绝对会"变丑""喜酸"等,所以这些民间判断男女的传言都不靠谱哦!

2. 生男生女——精卵结合瞬间就已确定

人体中决定性别的染色体,称为性染色体,女性为 XX,男性为 XY。因此生育后代时,男性可以产生两种类型的精子:分别携带 X 染色体和 Y 染色体的精子,而女性则只能产生一种含 X 染色体的卵子。当 X 精子抢占到卵子,则发育成女胎。当 Y 精子抢占到卵子,则发育成男胎。由此可见,生男生女最终决定权在于受精时与卵子结合的是 X 精子还是 Y 精子,在精卵结合的一瞬间,宝宝性别便已确定了。而要在亿万颗精子中脱颖而出,是一个随机事件。

3. 试管婴儿选择性别有严格的指征

就技术层面而言,第三代试管婴儿技术可以实现对胚胎的性别筛选,可以控制生男孩还是生女孩。但是我国法律明确规定禁止无指征的性别选择,所以这项技术有严格的医学指征,只有在家族有严重遗传病史、子代性染色体有可能发生异常并导致严重疾病时,才可以通过第三代试管婴儿技术进行性别筛选。试管婴儿技术的本质是为了帮助有生育困难的夫妻圆生育梦,是一种医疗技术手段。对于健康正常的备孕夫妻而言,如果能自然怀孕,就没有必要做试管婴儿了!

优生优育知识

　　不管生男孩还是生女孩，宝宝健康才是最重要的。生男生女都幸福，我们要认真做好备孕及孕期保健，以良好心态迎接健康新生命的到来。

参考文献

[1] 姜明子 . SRY 基因的研究进展 [J]. 中国优生与遗传杂志，2007，05:119-120.

[2] 吴琴，吴宜勇 . 性别决定的调控机制 [J]. 医学研究通讯，2003，12:29-30+65.

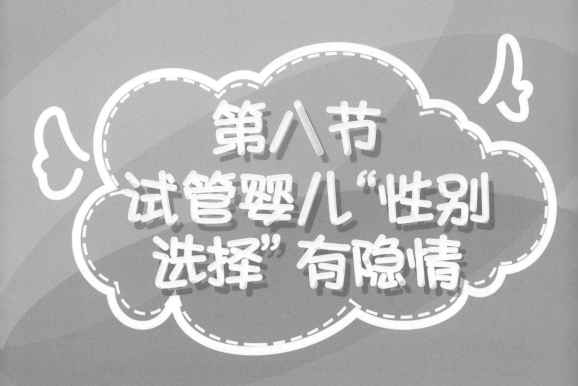

第八节
试管婴儿"性别选择"有隐情

在诊室,常常会有夫妻悄悄地询问:"医生,我们家几代单传,可以帮我们做试管婴儿生一个男孩吗?"每每遇到这种希望生男孩的就诊者时,医生都会耐心解释"生男生女都一样",但也有例外的时候……

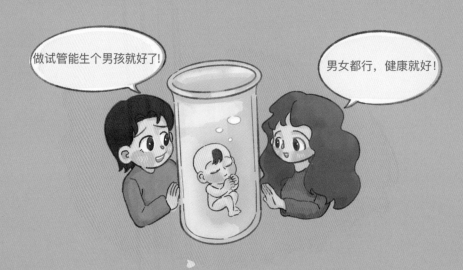

1. 试管婴儿性别筛选须谨慎

前面讲过，技术上可以通过第三代试管婴儿实现性别筛选，但是我国法律禁止非医疗目的的性别筛选，因此一般情况下不允许通过第三代试管婴儿技术来筛选男宝宝或女宝宝。而且第三代试管婴儿技术并不是想象的那么简单，还需要抽取胚胎细胞。因此，如果不是出于医学需要，生育方式越接近自然、医疗操作越少越好。

2. 哪些情况下可进行性别筛选

有一些"特殊"情况可以考虑通过第三代试管婴儿筛选宝宝的性别。

一是 X 染色体连锁隐性遗传病，它的遗传特征就是"传男不传女"。由于隐性的"坏"（突变）基因只绑定在 X 性染色体上，所以当患病妈妈分配 X 性染色体给后代时，"坏"基因也随之传下来，生的女宝宝可能只是"坏"基因的携带者，不过男宝宝则没那么幸运，会因为这仅有的"坏"基因 X 染色体而得病。在基因诊断不明或者技术条件不允许时，选择生育女孩能避免疾病的发生。

二是 X 染色体连锁显性遗传病，它的遗传特征要么"传女不传男"，要么"重男轻女"。由于显性的"坏"基因只绑定在性染色体 X 上，只要有它出现就会患病，所以两条 X 性染色体让女性患病概率要高于男性，但男性患病后症状一般较重。如果准爸爸患有 X 连锁显性遗传病，可以通过第三代试管婴儿选择生育男孩，从而阻断致病基因在家族中的传递。

三是 Y 染色体连锁遗传病，它的遗传特征就是"有其父必有其子"。这是一种真正意义的父子传承的疾病，只会遗传给男性后代，因为女性后代没有 Y 染色体，所以既不会得病也不会成为携带者。通过第三代试管婴儿技术选择生育女孩，可以终结这类疾病在家族中的传承。

优生优育知识

　　如果夫妻双方的家族中有遗传病患者,建议在准备怀孕前到医院进行遗传优生咨询和优生优育健康检查,并在医生的专业指导下怀孕。必要时还可以通过第三代试管婴儿技术进行性别筛选,以阻断遗传病在家族中的传递。

参考文献

[1] 陆小溦,冯云.植入前遗传学诊断及筛查技术相关伦理问题[J].中国实用妇科与产科杂志,2016,03:255-259.

[2] 黄荷凤,乔杰,刘嘉茵,等.胚胎植入前遗传学诊断/筛查技术专家共识[J].中华医学遗传学杂志,2018,02:151-155.

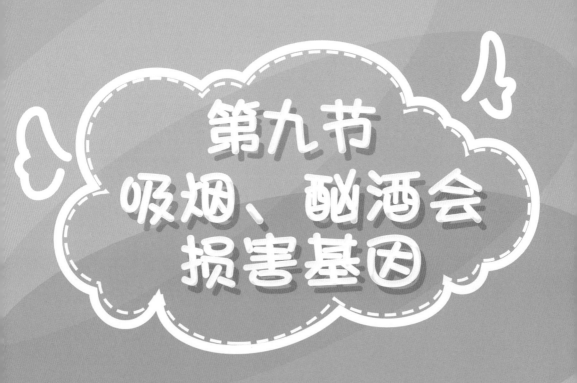

第九节 吸烟、酗酒会损害基因

震惊！吸烟和酗酒影响的可不仅仅是自己，对宝宝也有诸多不良影响，有可能导致生下来的宝宝不健康。

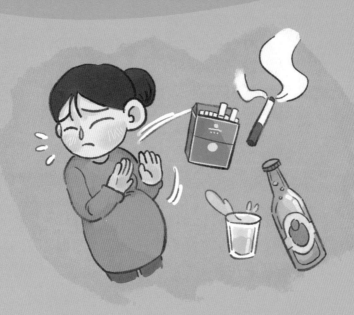

1. 远离烟酒，孕育健康宝宝

你知道吗？父母的吸烟、酗酒等不良嗜好潜移默化地影响着关乎宝宝健康的"遗传密码"。备孕期间，烟酒会影响女性卵子和男性精子的质量。当精卵结合发育成胎儿之后，还会继续影响宝宝的基因。如果孕妈妈酗酒，酒精还会让胎儿体内参与压力和生物钟调节的基因发生改变，引发健康问题。所以，吸烟、酗酒是发生不孕不育或者宝宝畸形的重要原因。

需要注意的是：在生育这件事上吸烟和饮酒不存在"适量"之说，多一点放纵，则多一分危险。因此，请用心营造良好环境，迎接健康新生命的降临。

2. 吸烟酗酒的习惯可能会遗传

一直以来，我们都认为父母遗传给孩子的只有外貌和疾病，但是最新研究可能要打破大家的认知：父母的坏习惯居然也可能会遗传！根据国际权威刊物发表的一项超过百万人群数据的研究，发现了超过400个与吸烟、饮酒成瘾相关的基因位点。吸烟、酗酒等外界因素会对基因的功能造成异常改变，这种改变则可能会通过遗传规则传递给下一代。

3. 烟草和酒精成瘾难戒，可能是遗传在"作祟"

吸烟和酗酒与许多疾病息息相关，不少父母为了宝宝的健康也一直努力戒烟戒酒，可有的人总是半途而废，原因不一定是"意志不坚定"，也有可能是基因在背后默默影响着。烟草和酒精影响与成瘾相关的神经回路，它们通过多巴胺控制着人的感觉。人们在吸烟或者饮酒后，大脑会产生愉悦的感觉，停止吸烟、饮酒一段时间后，愉悦感逐渐下降，让人忍不住想念那种感觉，这就是烟草、酒精成瘾的机制。

从遗传的角度看，不同人的基因各有差别，导致成瘾的最低量和依赖性都有所不同，比如科学家就在酒精依赖体质的人体内发现有一种物质少于正常人，因此他们更容易对酒精成瘾。但我们很难确定自己是否容易上瘾，最好的办法就是避开它们。

优生优育知识

现有的研究表明可能真的存在"烟酒不分家"，烟与酒二者之间确实存在联系，吸烟可以改变大脑对酒精的奖赏机制，让你不自主增加酒精的摄取量，不知不觉就喝多了。所以为了孕育健康的宝宝，请大家在备孕时一定远离烟草和酒精，为新生命的发育提供健康的环境。

参考文献

[1] JOUBERT B, FELIX J, YOUSEFI P, et al. DNA Methylation in Newborns and Maternal Smoking in Pregnancy:Genome-wide Consortium Meta-analysis [J]. The American Journal of Human Genetics, 2016, 98(4): 680-696.

[2] SARKAR DK, GANGISETTY O, WOZNIAK JR, et al . Persistent Changes in Stress-Regulatory Genes in Pregnant Women or Children Exposed Prenatally to Alcohol. Alcohol Clin Exp Res, 2019, 43(9): 1887-1897.

[3] DOYON W, DONG Y, OSTROUMOV A, et al. Nicotine Decreases Ethanol-Induced Dopamine Signaling and Increases Self-Administration via Stress Hormones [J]. Biochemical Pharmacology, 2013, 86(8): 1235-1236.

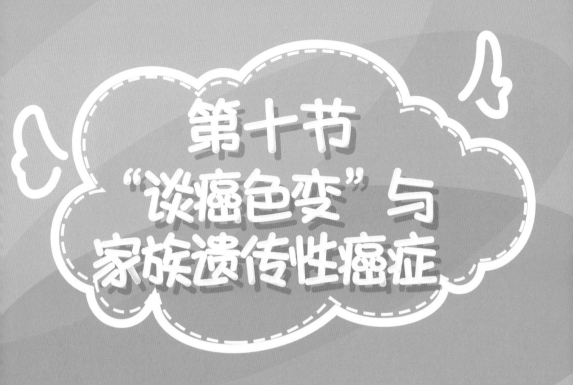

第十节
"谈癌色变"与家族遗传性癌症

近年来,各种癌症的高发病率和高死亡率让人们"谈癌色变",尤其是美国某著名影星预防性切除双侧乳腺后,"家族遗传性癌症"更加让人心生恐惧。这究竟是一种什么样的病,有没有办法让宝宝远离它呢?

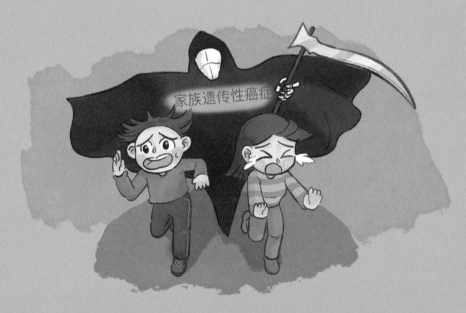

1."刻"进血脉的特殊"标签"——特定致病基因

家族遗传性癌症一般是由特定致病基因突变所导致的,大约占癌症的5%~10%。它的可怕之处在于发病年龄早、多个部位发病以及家族中多个成员发病。比如,*BRCA1/2* 基因突变的乳腺癌患者比散发性乳腺癌患者一般都要早5~8年发病,其中约30%的人群发病早于40岁前。

值得注意的是,一旦特定致病基因被刻进血脉,这个"标签"将会被代代相传。因此,携带这种突变基因的人除了患癌症的风险比正常人高数十倍至数百倍外,家族成员和后代患病的风险也大大升高,常见的有家族遗传性乳腺癌、卵巢癌、胃癌、结直肠癌、甲状腺癌、肾癌和前列腺癌等。

2. 试管婴儿技术助孕"无癌宝宝"

家族遗传性癌症如此可怕,有没有办法能让宝宝远离癌症呢? 科学家们经过多年的研究和尝试,已经能通过第三代试管婴儿技术成功生育"无癌宝宝"。

以 *BRCA1/2* 基因突变所致的家族性乳腺癌为例,如果是此类疾病的高风险人群或者在基因检测中发现 *BRCA1/2* 基因突变,又不想让自己的孩子也继承这类"标签",可以考虑通过辅助生殖技术助孕。利用第三代试管婴儿技术挑选出没有携带 *BRCA1/2* 致病基因突变的胚胎,再"送"回到妈妈的子宫里,从而挑选出"无癌宝宝"。除家族性乳腺癌外,这类技术还可用于卵巢癌、神经纤维瘤、家族遗传性结直肠癌等几十种遗传性肿瘤的筛选。

3."无癌宝宝"并非完全不患癌症

"无癌"往往会让人陷入一个误区,以为通过高端技术筛选过后的"无癌宝宝"一定非常健康,不患任何遗传病,尤其是不患任何家族遗传性癌症。而事实上，并非如此。癌症的发生与很多因素相关，包括遗传因素和环境因素共同作用，具有个体易感性和家族聚集现象，可能是生殖细胞突变引起，也可能是体细胞二次突变的结果，还包括不良生活习惯、环境中的致癌物、病毒感染、创伤及慢性炎症、遗传因素等。虽然第三代试管婴儿技术对胚胎进行了特定遗传学技术的筛选，排除了家族中高风险的致病基因，降低了相关癌症的发病率，但无法完全避免环境中的致病因素以及家族中存在的其他潜在性遗传疾病或肿瘤。

优生优育知识

已经被家族遗传性肿瘤标记了永恒"标签"的人群，常会承担着发病年龄早、家族成员发病风险高的压力。因此，建议有这类肿瘤家族史的夫妻，最好到有资质的专业医疗机构进行基因检测。如果确诊为致病基因突变携带者，应定期体检、严密监测。如果有优生优育需求的话，可以在专业医生的指导下选择辅助生殖技术助孕，避免致病基因的传递。

参考文献

中国抗癌协会家族遗传性肿瘤专业委员会. 中国家族遗传性肿瘤临床诊疗专家共识（2021 年版）（1）—家族遗传性乳腺癌 [J]. 中国肿瘤临床，2021，48（23）:7.

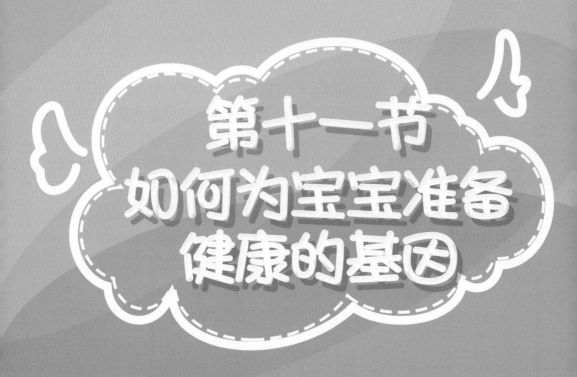

第十一节
如何为宝宝准备
健康的基因

看到别人家的孩子聪明可爱，但拥有健康的孩子可不止"十月怀胎，一朝分娩"的艰辛，更与父母提供的健康基因密不可分。

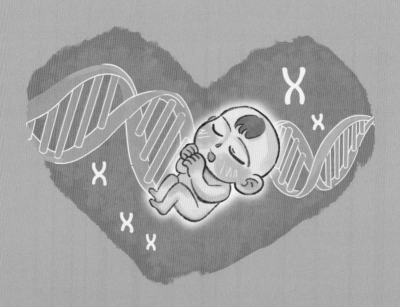

1. 健康的孕育环境尤为重要

许多出生缺陷的发生是受精卵出现新的染色体异常或基因突变导致的。这些缺陷并非遗传自父母，而是外界环境导致的。比如超过安全剂量的辐射，会提高染色体或基因异常的风险，还有某些药物或者有害化学物质也可能导致不健康的宝宝出生。此外，宝宝的基因也会与环境一起产生作用，比如母亲吸烟造成胎儿发育环境改变，更容易使控制生长的基因发生改变，干扰发育进程，增加生育唇腭裂宝宝的风险。所以，父母要远离危险环境，避免接触有毒有害物质，才能为健康宝宝提供健康的孕育环境。

2. 孕前优生健康检查必不可少

想孕育健康宝宝，事先的准备工作必不可少。

首先，建议大家选择适宜的年龄生育。不论是爸爸还是妈妈，35 岁以后才生育，父母双方的遗传物质发生异常改变的风险就会更高一些。研究证实：男性年龄越大，生育软骨发育不全宝宝的风险越高；超过 35 岁的女性更容易生育"唐氏综合征"这类染色体异常的宝宝。

当然，孕前优生健康检查必不可少。这个检查可以检出夫妻二人中影响生育的健康问题。备孕夫妻在接受健康检查的同时，还可以获得来自专业医生提供的针对性优生咨询指导，帮助在生理、心理、营养、行为方式等多方面做好备孕准备，在最佳状态和最适宜时机生育健康宝宝。

倘若你们是生育缺陷宝宝的高风险夫妻，如女性年龄超过 35 岁、自己或家族内有生育过缺陷宝宝以及多次流产等异常孕产经历、长期接触危险物理或有害化学环境等，最好在准备怀孕前接受遗传咨询和遗传学方面的检查。通过遗传学检查，发现父母可能遗传给下一代的致病突变，并及时干预，以避免遗传病患儿的出生，达到优生优育的目的。

3. 重视怀孕期间的优生检查

孕期定期接受相关优生检查是十分必要的。尤其是常规孕检不正常或者是孕前高风险的孕妈们，需要通过以下几种方式来进行深入的检查：一是利用妈妈血液里的"特殊信息"来发现缺陷宝宝存在的可能性，如唐氏筛查；二是母亲血液里会漂浮少量宝宝的基因片段，通过精密的检测方式，能精准检测出胎儿的多种遗传性疾病，如无创产前 DNA 检测技术。以上这两种方式都只需要采集少量的母亲血液，并不会对宝宝的胎盘环境和身体造成创伤。

当以上检查出现异常结果的时候，孕妈妈就需要进行有创伤的检查了，这就需要采用穿刺的方式，取少量羊膜腔里的羊水或者绒毛、脐带血等胎儿样本和父母的血液进行染色体和基因检测。多数已知的遗传疾病都能通过这种方法诊断，这是能够"一锤定音"的检查方式。

4. "先天遗传"和"后天培养"兼而有之

我们经常发现有的孩子和父母在外貌和行为上非常相似，甚至会惊呼"简直是一个模子里刻出来的！"那么，这些相似是先天遗传还是后天培养的呢？答案是兼而有之。

有关儿童智力的研究发现，智力和语言能力会出现中等程度的遗传，但操作能力受环境因素影响更大。比如：孩子的动手能力完全可以通过后天培养；聪明与否不仅受父母的部分影响，家庭和学校的教育也非常重要；高矮、胖瘦和性格等受遗传的部分影响，但也会受到成长环境的影响。所以，培养孩子良好的习惯，多运动、不挑食等同时也可以有效弥补先天遗传的不足，后天努力同样能够改变孩子的一生。

优生优育知识

　　孕前优生健康检查对降低出生缺陷、改善妊娠结局、生育健康宝宝具有非常重要的意义，建议夫妻双方在准备怀孕前 3~6 个月前往当地孕前优生健康检查定点机构接受健康检查和咨询指导。国家推行免费的孕前优生健康检查项目，目前已经覆盖全国所有的县、市、区，详情请咨询户口所在地或常住地的妇幼保健机构。

参考文献

[1] 黄茜．准妈妈的孕前检查及注意事项 [J]．幸福家庭，2021（12）：157-158.

[2] 张晓薇，黄颐，向云，等．儿童青少年智力的双生子研究 [J]．中华医学遗传学杂志，2009（03）：326-330.

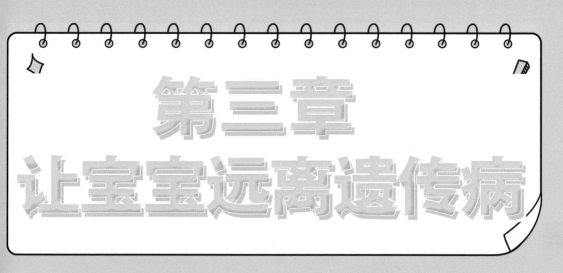

第三章
让宝宝远离遗传病

遗传，使生命延续成为可能。好的遗传，能将我们的优秀基因代代相传，而坏的呢？我们都希望自己的孩子健康、聪明，但一个小小的基因缺陷可能会粉碎所有的梦……

遗传病，究竟离我们有多远？面对遗传病，我们又有多少必胜的把握？

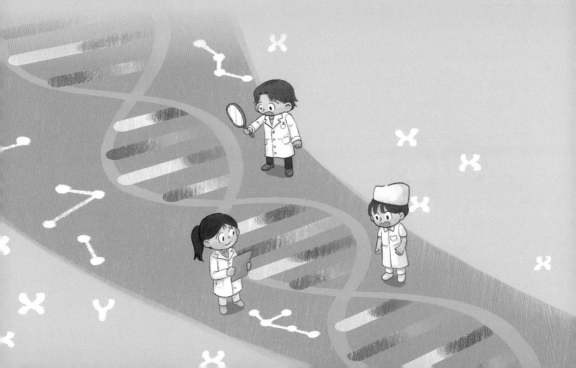

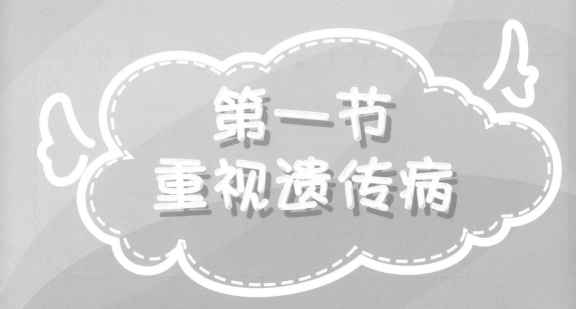

第一节
重视遗传病

　　染色体、基因都是我们平时看不见摸不着的东西，但是在遗传物质的微观世界里，它们有着一套完整系统的"工作流程"。一旦出现一点小小的"失误"，就可能导致无法治愈的遗传病。重视遗传病，是每对育龄夫妻在生育健康宝宝前必修的功课。

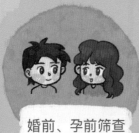

婚前、孕前筛查

产前筛查、产前诊断

新生儿疾病筛查

遗传病三级预防

1. 重视遗传病的三级预防

遗传病的发生，不仅影响儿童的生命健康和生活质量，还会给家庭和社会带来沉重的精神和经济负担。要预防遗传病的发生、减少缺陷所导致的死亡和残疾，就需要"婚前 / 孕前 - 孕期 - 新生儿期"三大阶段的全链条式防控，以便降低生育患儿的风险，这就是遗传病的三级预防。

2. 一级预防——婚前、孕前筛查

遗传病的一级预防是在婚前和孕前进行筛查。涉及的检查有：检查是否存在可能引起复发性流产的染色体疾病（如检查染色体的平衡易位、倒位等）；检查叶酸代谢基因型（*MTHFR*），指导夫妇孕前个体化补服叶酸，降低出生缺陷发生率；其他优生评估项目（如子宫双附件超声、精液质量、传染性疾病、感染性疾病 TORCH 等）。此外，还有近年发展起来的携带者筛查项目，通过孕前检测夫妻双方是否携带同一种隐性遗传疾病基因的突变，以预防先天性耳聋、脊髓性肌肉萎缩症等隐性遗传病宝宝的出生。医生会根据婚前、孕前的检查结果指导夫妻进行科学健康的备孕。

3. 二级预防——产前筛查和产前诊断

遗传病的二级预防主要是在孕期进行产前筛查和产前诊断。

产前筛查涉及的检查有：血清学筛查（唐氏筛查）、地中海贫血筛查、无创产前检测和超声（NT 超声、四维彩超）筛查等。通过这些筛查，可以尽早发现疑似先天畸形和遗传性疾病的胎儿。当孕妈存在高龄、不良生育史或产前筛查结果呈现高风险等情况时，需要进行产前诊断以确定胎儿是否真的存在遗传学异常。

产前诊断又叫出生前诊断或宫内诊断,是在胎儿出生前对其健康状况进行特殊医学检测和诊断,以尽早开展对症宫内治疗或者终止妊娠,从而避免缺陷儿的出生。目前常用的产前诊断有:绒毛穿刺、羊水穿刺和脐带血穿刺。

4.三级预防——新生儿疾病筛查

遗传病的三级预防主要是新生儿疾病筛查。它主要包括:宝宝出生后 72 小时采集足底血进行的遗传代谢病筛查,如苯丙酮尿症、先天性甲状腺功能减退症以及葡糖 -6- 磷酸脱氢酶缺陷症及其他多种遗传代谢疾病的筛查等;新生儿听力筛查、耳聋基因筛查;新生儿常规体检等。

优生优育知识

孩子的健康不仅跟母亲相关,与父亲也息息相关。医学研究表明,生殖系统细胞中,来源于父亲精子的新出现突发变异概率要高于母亲的卵子。因此,如果想要生一个健康聪明的孩子,父亲的年龄及吸烟、饮酒和运动等行为也是备孕夫妇需要重点关注的。备孕前戒烟戒酒、规律饮食、适量运动和规律作息,都可以提高备孕爸爸的精子质量。

参考文献

[1] JIA J, SHI T. Towards efficiency in rare disease research:what is distinctive and important? [J]. Science China. Life sciences,2017(07):8-13.

[2] WAKAP S N, LAMBERT D M, OLRY A, et al. Estimating cumulative point

prevalence of rare diseases:analysis of the Orphanet database [J]. Nature Publishing Group，2020（2）:165-173.

[3] WANG C, LV H, LING X, et al. Association of assisted reproductive technology, germline de novo mutations and congenital heart defects in a prospective birth cohort study [J]. Cell Research，2021，31（8）:919-928.

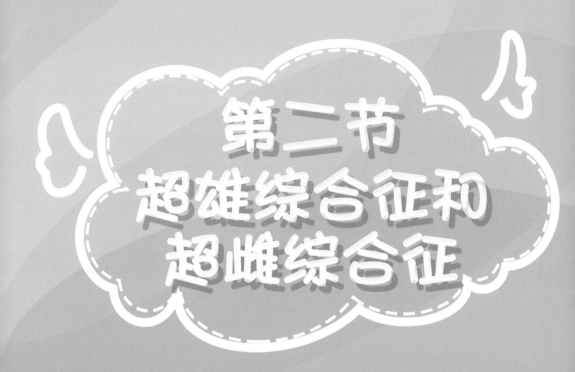

第二节
超雄综合征和
超雌综合征

在人类的 23 对染色体中,X、Y 染色体决定着性别和生育能力,因此被称为"性染色体"。那么问题来了,如果男性拥有更多的 Y 染色体,女性拥有更多的 X 染色体,会有什么影响呢?

我是"超男"!

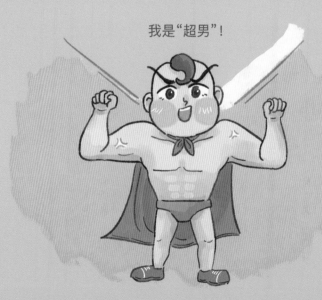

1. 超雄综合征

30 岁的李先生，身材高大，但美中不足的是他脾气很暴躁。最近他和新婚妻子到医院进行孕前优生健康检查：检验结果显示李先生的染色体核型为"47, XYY"，比别人多了一条 Y 染色体。

正常男性的染色体是"46, XY"，如果男性的性染色体中多了一条 Y 染色体，就会诊断为超雄综合征。多出来的 Y 染色体与父亲形成精子时细胞减数分裂染色体不分离有关。据统计，大概 1 000 个新生儿男孩里就有一个是超雄综合征患者。

由于多了一条与男性有关的 Y 染色体，这类人有着过于男性化的特征，常被称为"超男"。他们通常身材高大，尤其是进入青春期后身高较同龄人高；部分人脾气暴躁，容易被激怒而产生攻击行为。他们没有异常的面容，罕见严重智力发育障碍者。所以想通过外貌识别出来，还是比较困难的。

超雄综合征多为新发，已经生育过一个患儿的夫妻再生育患儿的风险不会增加。"超男"的下一代仍是"超男"的可能性较小。由于超雄综合征是染色体疾病，因此无法根治。但对患者本人来说，如果积极接受对症治疗，依然可以拥有幸福的家庭和美好的人生。

2. 超雌综合征

原本正常女性只有两条 X 染色体，而超雌综合征女性却多了一条或几条 X 染色体，即为超雌综合征，常被称为"超女"。

超雌综合征是一种较常见的性染色体疾病，每 1 000~2 000 名女性中会有 1 名超雌综合征患者。她们大多外表正常，部分人会有第二性征发育、语言或行为障碍，有的甚至有面容和精神上的异常。这类女性一般也会有正常月经，可以生育正常后代，但也可能出现卵巢早衰或不孕。

　　超雌综合征的严重程度主要取决于 X 染色体数目。一般来说，多出来的 X 染色体数目越多，受到的智力损害和发育畸形就越严重。虽然超雌综合征多为新发，再次妊娠发生的风险低，但孕妇年龄越大，胎儿出现超雌综合征的概率就越大。

　　目前，超雌综合征无特异性治疗方法，只能对症和支持治疗。除一些有特殊面容的患者能及时被发现，一般超雌综合征都是在患者青春期才被发现，所以尽早及时的对症治疗，才有机会有效改善疾病的症状。比如，如果患者存在第二性征和生殖器官的发育障碍，可以适当应用激素治疗；有泌尿生殖系统畸形的，可通过相关手术进行治疗。此外，患病女性一定要注意调整好自身的心理状态，积极面对生活。

优生优育知识

　　（1）大部分超雄综合征男性有生育能力，且大部分精子染色体正常，生育"47, XYY"男孩的风险不是很高。仅小部分超雄综合征男性有轻度到重度的精子生成障碍，从而导致不育，因此，建议在孕前做好相关检查，并接受遗传咨询，必要时通过辅助生殖技术实现生育后代的愿望。

　　（2）超雌综合征女性一般可生育正常后代，但需要注意的是：

　　1）超雌综合征患者可以通过自然受孕获得后代；

　　2）自然怀孕后，一定要定期接受产前检查，必要时做好产前诊断；

　　3）对于部分生育能力差或无生育能力的，建议备孕时做好遗传相关咨询，了解自身可能潜在的并发症；

　　4）一般已生育过超雌综合征患儿的父母，可以再生育正常后代，但需注意的是：远离诱发染色体畸变的各种因素，如药物、辐射等；孕期按医嘱做好相关产前检查，必要时进行产前诊断。

参考文献

[1] LEE PA, HOUK CP, AHMED SF, et al. Consensus statement on management of intersex disorders. International Consensus Conference on Intersex [J]. Pediatrics, 2006, 118（2）:e488-500.

[2] VISOOTSAK J, GRAHAM JM JR. Klinefelter syndrome and other sex chromosomal aneuploidies [J]. Orphanet J Rare Dis, 2006, 1:42.

[3] PIETERS JJ, VERHAAK CM, BRAAT DD, et al. Experts'opinions on the benefit of an incidental prenatal diagnosis of sex chromosomal aneuploidy:a qualitative interview survey [J]. Prenat Diagn, 2012, 32（12）:1151-1157.

[4] BISHOP D, BROOKMAN-BYRNE A, GRATTON N, et al. Language phenotypes in children with sex chromosome trisomies [J]. Wellcome Open Res, 2018, 3:143.

[5] 邬玲仟, 张学. 医学遗传学 [M]. 北京. 人民卫生出版社, 2016.

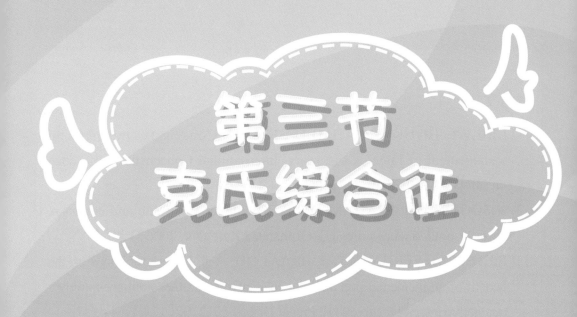

第三节
克氏综合征

有一些这样的男性，他们面白无须，身材瘦长，喉结不明显，给人的感觉有点女孩子气。这里有什么隐情吗？

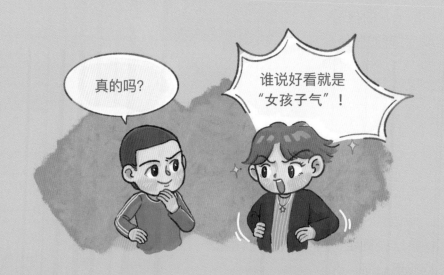

1. 认识克氏综合征

克氏综合征（Klinefelter 综合征）是一种性染色体疾病，男性发病率约为 1/1 000。正常情况下，男性染色体为"46，XY"，只有一条 X 染色体和一条 Y 染色体。如果男性多了一条 X 性染色体，即染色体变成了"47，XXY"时，则为"克氏综合征"。当然有时候也会出现染色体嵌合的情况，简单地说就是患者身体内同时拥有两种不同的染色体核型（"46，XY"和"47，XXY"）。极少的时候，患者可能还会出现多两条或三条甚至多条 X 染色体的情况。随着 X 染色体数目的增多，患者出现学习、智力障碍或其他问题的概率也会随之增高。因此，患者症状的轻重，取决于体内多余 X 染色体的数量。

2. 青春期显露"与众不同"

克氏综合征患者，在儿童期与其他的孩子几乎没有差别，只有到了青春期才会显露出"与众不同"：他们外表看上去是男孩子，但是该有的男性特征却比同期正常的孩子要弱化，比如喉结小甚至没有，阴毛和胡须少，阴茎和睾丸小，并且四肢纤细、皮肤白皙等；有的乳房呈女性发育；有的还会有学习障碍、语言障碍、性格孤僻等问题。由于睾丸发育不全，克氏综合征患者的生精功能从青春期开始慢慢退化，最终变成无精子症，造成男性不育。

3. 克氏综合征不会遗传

克氏综合征的发生其实是在细胞分裂期间的一项随机事件，因此本身不具有遗传性。这种性染色体异常的疾病，由于遗传物质在胚胎形成的时候就已经确定无法更改，故没有特效的治疗方法。

克氏综合征一般不会影响寿命，但会有睾丸发育不全、男性的第二性征发育不良的情况，需要进行对症和支持治疗：比如针对男性特征不明显的问题，可以使用雄激素替代治疗，改善并维持男性特征；对于已经增大的乳房，可采用外科手术修复。最重要的是，患者需要保持积极的心态，树立信心，更好地融入社会。

优生优育知识

克氏综合征人群大部分没有生育能力。多数患者有正常的性生活，但由于先天性睾丸发育不全会造成生精障碍，以致存在无精或严重的少弱精子症，引起男性不育，不过可采用供精或显微镜下睾丸取精，并通过第二代试管婴儿技术获得后代。

克氏综合征多为新发，再发风险低于1%，而且在克氏综合征患者生成的精子中，性染色体核型异常比例不足5%。因此，生育过克氏综合征患儿的夫妻如果再生育孩子，仍然可以生育出健康的后代。

如果家长发现男孩有类似发育不良的现象，一定要及时到专科就诊，进行必要的检查，早发现早治疗！

参考文献

[1] 中华医学会内分泌学分会性腺学组. 克莱恩费尔特综合征诊断治疗的专家共识 [J]. 中华内分泌代谢杂志, 2021, 37(2):94-99.

[2] 中华医学会小儿外科学分会泌尿外科学组. 性别发育异常中国专家诊疗共识 [J]. 中华小儿外科杂志, 2019, 40(4):289-297.

[3] 冯科, 郭海彬, 曲晓伟, 等. 显微镜下睾丸取精术联合辅助生殖技术治疗克氏综合征疗效分析 [J]. 中华实用诊断与治疗杂志, 2019, (12):1208-1211.

[4] 秦娟, 何慧燕, 赵鑫, 等. 染色体核型分析在性染色体异常患者诊断中的作用 [J]. 海南医学, 2020, 31(1):6-9.

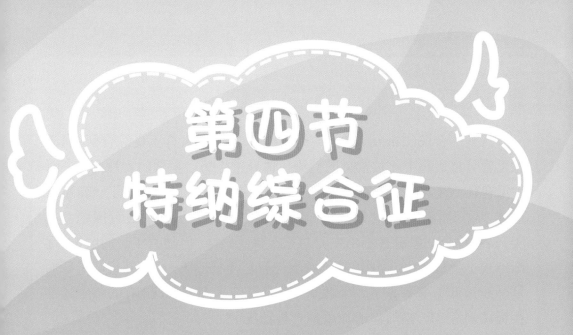

第四节
特纳综合征

很多时候,女孩子娇小可爱很容易惹人喜欢,但是有些"小个子"女孩的烦恼你不懂。

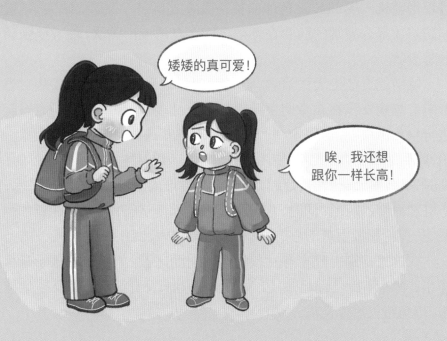

1. 认识特纳综合征

特纳综合征（Turner 综合征）又叫先天性卵巢发育不良综合征，属于性发育异常疾病中比较常见的性染色体异常疾病。正常的女性拥有一对性染色体 XX，而特纳综合征患者仅有一条正常 X 染色体，另一条 X 染色体"不知所踪"或者"残缺不全"，因而导致她们出现了发育问题。其实，特纳综合征患者在刚出生时与正常孩子一样，但随着年龄的增长，逐渐出现了身材矮小、颈蹼（脖子两侧与肩呈蹼状连成一片，并且脖子后面发际线过低）、青春期乳房不发育、没有月经来潮等情况，有的孩子还存在脊柱侧弯、听力障碍、心血管畸形等情况。

2. 特纳综合征的"无法预防"与"无法治愈"

特纳综合征属于先天性疾病，并非来自父母遗传，而是在细胞分裂过程中随机出现了 X 染色体的整条丢失或其中一条部分缺失，一般无法预防。大部分异常的胚胎在怀孕早期会自然流产淘汰，能够坚强活下来的是少数。

特纳综合征也无法治愈，但早发现和早治疗可以减少疾病对患儿的影响。患病女孩在儿童期主要表现为身材矮小，加上不是所有医院都能进行染色体检查，所以这些"小个子"女孩普遍存在被晚诊断现象。一旦确诊，可以在医生指导下使用生长激素，达到促进身高发育的目的；青春期时采用性激素替代治疗，以促进第二性征的发育；通过外科手术，改善心脏和血管的畸形；同时，患儿要定期到医院进行体检，并注意加强身体锻炼，保持积极乐观的心态，从而更好地融入社会。

在这里特别提醒家有女孩的妈妈们注意了：如果您的孩子身材过于矮小，或者年龄已经超过 12 岁而乳房仍未发育，一定要及早带她去就医，以免错失治疗良机。

3. 特纳综合征患者成年后将面临生育的挑战

特纳综合征人群因为先天性卵巢发育不良，所以生育是她们成人后面临的最大挑战。她们的自然妊娠概率要低于10%，其中对于治疗后有部分生育能力的特纳综合征人群来说，可以通过自然受孕或辅助生殖技术妊娠。但在备孕阶段就要接受专业的遗传咨询，请医生全面评估身体状况及风险，并在妇产科、内分泌和医学遗传等多学科指导下进行科学孕育。

优生优育知识

由于特纳综合征的染色体异常多为新发，父母再次生育同样问题孩子的风险较低，因此已经生育过特纳综合征患儿的父母是可以生育正常孩子的。建议在准备怀孕前及孕早期尽量远离各种可能诱发染色体畸变的因素（如药物、辐射等）；定期做好各项产前检查，必要时进行产前诊断，以确定胎儿是否健康，从而减少或避免缺陷儿的出生。

参考文献

[1] 中华医学会内分泌学分会性腺学组 . 特纳综合征诊治专家共识 [J].
中华内分泌代谢杂志, 2018(3):181-186.

[2] 中华医学会儿科学分会内分泌遗传代谢学组,《中华儿科杂志》编辑委员会 . Turner 综合征儿科诊疗共识 [J]. 中华儿科杂志, 2018(6): 406-413.

[3] 陈光杰, 王晓豪, 唐达星 . 性别发育异常的评估、诊断和治疗研究进展 [J]. 浙江大学学报（医学版）, 2019,(4):358-366.

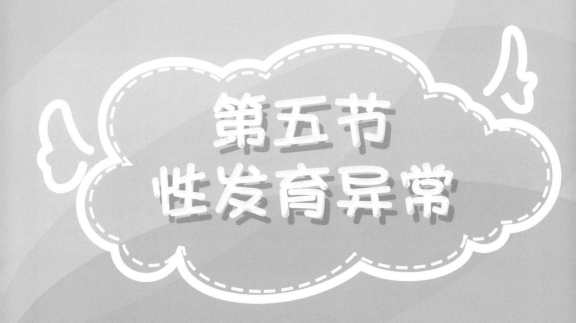

第五节
性发育异常

这个世界上，我们常规已知的性别就是"男""女"，"两性畸形"是什么意思？难道这世界上还有除了男女以外的"第三性别"存在？

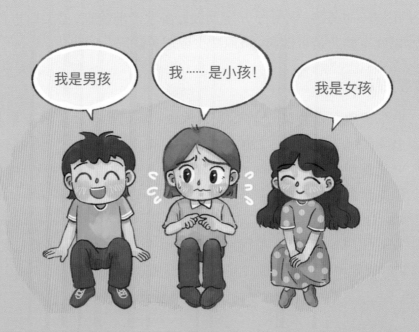

1. 性别的判断

在我们的常识中，人有男女之分，这就是性别。我们要想知道一个人的性别，主要是通过这个人的性征特点来做出判断。所谓性征，就是区分男性、女性的特征，包括第一性征和第二性征。

第一性征就是内、外生殖器官。如果一个人有睾丸和阴茎，那么就是男性；如果有阴道、子宫和卵巢，就是女性。

第二性征在男性、女性幼年时期并没有太大差别，只有进入青春期后，才会有显著不同。当一个人体毛浓密、有胡须和喉结、声音低沉，我们的大脑立马认为这是"男性"；如果这个人肤白貌美、丰乳肥臀、声音尖细，我们会毫不犹豫地给对方贴上"女性"标签。

随着医学技术的发展，染色体核型分析技术得到了普及，让我们在除第一、第二性征外，有了更为科学的性别鉴定方法。如果一个人染色体核型检查结果为"46，XX"，则是女性；如果染色体核型为"46，XY"时，则是男性。

2. 性发育异常

我们的人类真的只有"男"和"女"两种性别吗？随着医学研究的深入，更多的性别模式被不断发现。这里要介绍的就是一种在正常男女性别之外的"第三性别"。拥有"第三性别"的人既有男性的特征，又有女性的特征，这实质上就是一种性发育异常。常见以下三种情况：

当一个人染色体核型为"46，XX"，而且有卵巢时，又有男性外生殖器的一些特征，比如有发育不良的阴茎（或肥大的阴蒂）等。

当一个人染色体核型为"46，XY"，而且有睾丸时，又有女性外生殖器的一些特征，比如有女性的外阴。

还有一种复杂的情况：一个人体内既有卵巢也有睾丸，而且染色体核型是"46, XX", 外生殖器和第二性征都是女性特征, 如有阴道、皮肤细腻、乳房发育等。

3. 性发育异常的病因

性发育异常又称"两性畸形", 是一种罕见病, 大多与基因突变有关。当我们还是一颗受精卵的时候, 携带了父母双方遗传信息的染色体便决定了我们今后的发育进程。其中的性染色体尤为重要, 因为不同的性染色体会导致胎儿形成不同的性腺, 再进一步分化形成不同性别的生殖器官。当这个过程出现问题, 如在性别决定和分化的关键期, 发生染色体异常改变或基因突变等, 则可能导致染色体、性腺、生殖器官的性别不一致, 出现性别难辨的尴尬情况。

还有一类患有遗传性疾病的女孩, 因为她们体内激素水平紊乱, 而过度分泌的雄激素促使阴蒂过度生长, 可能引发外生殖器模糊, 导致出生时被爸爸妈妈认错性别, 如 21- 羟化酶缺陷。

4. 21- 羟化酶缺陷

作为一种常染色体隐性遗传病, 21- 羟化酶缺陷的发生与体内的 *CYP21A2* 基因发生突变有关。*CYP21A2* 基因主要作用就是编码 21- 羟化酶, 当它发生突变时就会使 21- 羟化酶活性降低, 导致糖皮质激素或盐皮质激素的分泌不足, 最典型的两大临床表现就是失盐和高雄激素血症。严重失盐可危及患儿生命, 而高雄激素血症的直接后果就是女性出现不同程度的男性化特征。

5. 性发育异常的治疗

性发育异常的治疗是一个复杂、漫长的过程, 不仅需要多学科团队共同来制定个体化诊治方案,进行长期的治疗和随访,更需要家庭的积极参与,帮助患者改善和提高生活质量。

　　至于 21- 羟化酶缺陷的治疗,简单理解为"哪里不够补哪里"。患此类疾病的孩子,需要按医嘱终身补充糖皮质激素以及盐皮质激素,以提升自身体内合成不足的激素水平。在治疗过程中,医生会监测患儿体内的相关激素水平,以最小剂量达到最佳效果,避免产生激素副作用,如骨质疏松、库欣综合征等。

优生优育知识

　　由于造成性发育异常的病因难以预测和控制,因此预防是关键。如果性发育异常与性染色体异常或基因突变有关,可通过产前诊断、遗传学检查等,早期筛查出异常的胎儿,及时终止妊娠,避免患儿的出生;如果夫妻双方的家族中有外生殖器模糊、第二性征发育不良、青春期延迟、女性男性化、原发性闭经、男性乳房发育等性发育异常的病例,建议在备孕前做好遗传咨询。

参考文献

[1] LEE PA, HOUK CP, AHMED SF, et al. Consensus statement on management of intersex disorders. International Consensus Conference on Intersex [J]. Pediatrics, 2006, 118(2):488-500.

[2] HUGHES IA, Early management and gender assignment in disorders of sexual differentiation [J]. Endocr Dev, 2007, 11:47-57.

[3] PARIS F, GASPARI L, PHILIBERT P, et al, Disorders of sex development:neonatal diagnosis and management [J]. Endocr Dev, 2012, 22:56-71.

[4] 邬玲仟, 张学. 医学遗传学 [M]. 北京. 人民卫生出版社, 2016.

[5] 中华预防医学会出生缺陷预防与控制专业委员会, 中国医师协会青春期医学专业委员会临床遗传学组, 中华医学会儿科学分会内分泌遗传代谢学组. 先天性肾上腺皮质增生症新生儿筛查共识 [J]. 中华儿科杂志, 2016, 54（006）:404-409.

[6] 中华医学会儿科学分会内分泌遗传代谢病学组. 先天性肾上腺皮质增生症 21- 羟化酶缺陷诊治共识 [J]. 中华儿科杂志, 2016, 54（008）: 569-576.

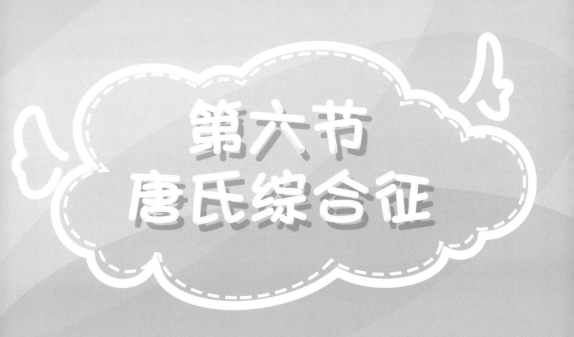

第六节
唐氏综合征

　　有一类人，他们之间毫无血缘关系，却"共用一张脸"，圆脸盘、塌鼻梁、小嘴巴、眼上扬、张口吐舌……因为他们患上了同一种疾病——唐氏综合征。

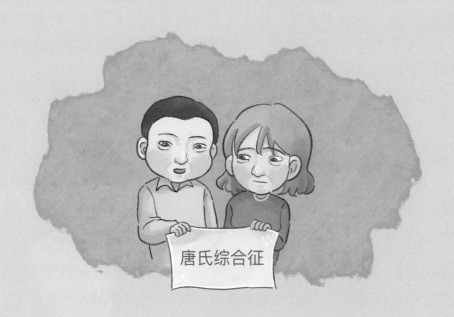

唐氏综合征

1. "千篇一律" 长相的背后

　　唐氏综合征患者的长相不遗传父母, 反倒 "千篇一律" 的相似: 表情呆滞、眼裂小, 眼距宽, 双眼外侧上斜, 可有内眦赘皮; 鼻梁低, 外耳小; 硬腭窄小, 舌胖、常伸出口外, 流涎多; 身材矮小, 头围小而圆, 前囟大且闭合晚; 颈短、皮肤宽松; 常见 "通贯掌纹" "草鞋足" 等。其实, 并不是父母没有把外貌基因传给他们, 而是他们比正常人多了一条 21 号染色体导致患病, 最终在外观上出现相同表现, 特别是眼睛、鼻子和脸部特征非常相似。此外, 唐氏综合征患者大多有着不同程度的智力障碍, 还可能伴随一些身体疾病, 比如先天性心脏病、消化器官畸形、急性白血病、甲状腺疾病、癫痫以及白内障、眼异常等。

2. 第 21 号染色体的 "遭遇"

　　唐氏综合征又被称为 "21- 三体综合征"。正常人的染色体都是成双成对的, 而唐氏综合征患者的 21 号染色体却因为遭遇 "第三者" 插足而变成了 3 条。这条多余染色体所带来的后果是严重的——可能造成中度至重度智力障碍, 严重者终身需要被照顾, 给家庭和社会带来沉重的负担。

　　唐氏综合征是最常见的出生缺陷之一, 也是人类第一个被确认的染色体疾病。流行病学调查结果显示: 唐氏综合征的发生与遗传、环境因素和母亲怀孕年龄有一定关系, 35 岁及以上的高龄孕妇生育唐氏综合征患儿的风险更高。

3. 预防更重要

　　绝大多数的 "唐氏儿" 不能像正常孩子一样玩耍、学习和社交, 甚至绝大部分没有自理能力, 因此长期需要被照顾, 无法真正融入社会。

　　由于唐氏综合征目前没有有效的治疗方法,故预防显得更加重要。而产前筛查和产前诊断被证明是最有效的预防措施。唐氏综合征的发病虽然与母亲怀孕年龄相关,但不表示在健康育龄期的妇女就不会生育唐氏综合征孩子。因此,建议所有孕妈妈在孕 $9\sim20^{+6}$ 周期间,一定要接受"唐氏筛查"。这是一种简便、经济和较少创伤的检测方法,可以初步筛查出可能怀有唐氏综合征胎儿的高危孕妇,以进行进一步的产前诊断。值得注意的是,即便"唐氏筛查"结果是低风险也不能保证胎儿绝对正常。如果孕妇属于高龄或生育唐氏综合征胎儿高风险人群,建议直接接受产前诊断,避免唐氏缺陷儿的出生。

优生优育知识

　　目前主要的唐氏筛查方法有以下两种:

　　(1)传统的血清学筛查:早期唐氏筛查($9\sim13^{+6}$ 孕周);中期唐氏筛查($15\sim20^{+6}$ 孕周)。抽取孕妇静脉血,检测血清中的生化指标,结合孕妇的年龄、孕周、体重、病史及超声结果等来进行综合风险评估,计算胎儿患 21- 三体综合征(唐氏综合征、先天愚型)、18- 三体综合征(爱德华综合征)和开放性神经管缺陷的风险,其检出率达 60%~85%。

　　(2)孕妇外周血胎儿游离 DNA 产前筛查:孕 12 周及以上都可进行筛查。抽取孕妇静脉血,通过提取和分析母亲血清中的胎儿游离 DNA,以评估胎儿常见染色体是否存在异常风险,检出率达 99%。主要筛查 21- 三体综合征、18- 三体综合征、13- 三体综合征等疾病。虽然 NIPT 属于高精度筛查,但不能取代产前诊断,出现阳性结果仍需通过产前诊断来最终确诊。

参考文献

[1] 张璐,邱萍,田军.血清学四联唐氏筛查在高龄孕妇孕中期产前诊断的应用价值研究[J].中国优生与遗传杂志,2020,28(5):589-590,614.

[2] 牛家磊.高龄孕妇妊娠中期产前诊断中唐氏筛查的应用[J].智慧健康,2021,7(33):7-9.

[3] 陈秀菊.研究产前唐氏综合征筛查对优生优育的意义[J].妇产科研究,2022,3(7):163-165.

[4] 邢祎祎,代天怡,杨晓月,等.唐氏综合征产前筛查及诊断研究进展[J].中国生育健康杂志,2022,33(5):499-500.

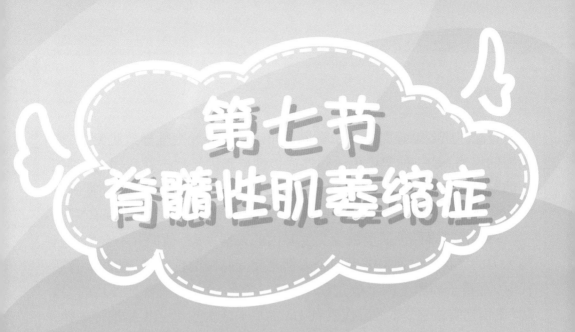

第七节
脊髓性肌萎缩症

有这么一种遗传性疾病，身体一般软弱无力，更严重的情况下，还会让人呼吸肌无力，导致呼吸衰竭而死。这是一个听起来神秘又恐怖、相对常见的罕见遗传病——脊髓性肌萎缩症。

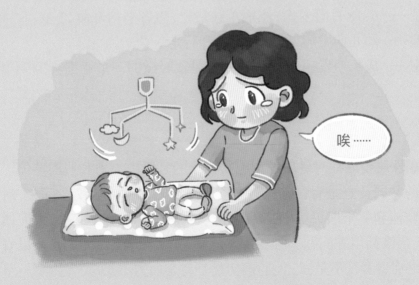

唉……

1. 认识脊髓性肌萎缩症

脊髓性肌萎缩症是一类由脊髓前角运动神经元变性导致肌无力、肌萎缩的疾病，是一种常染色体隐性遗传性单基因疾病。在我国，这种疾病的发生率为 1/10 000~1/6 000。遗传学研究发现，脊髓性肌萎缩症的发病与常染色体上的两个基因——即 *SMN1* 基因和 *SMN2* 基因突变有关。

对于携带脊髓性肌萎缩症突变基因的人群来说，他们并不会出现肌肉无力的症状。但如果夫妻两个人都是突变基因的携带者，他们生育后代时，在精子和卵子的形成过程中，双方各有 50% 的概率把各自的"致病"基因遗传下去，那么后代就有 1/4 的概率成为患者。根据遗传规律，男女患病机会均等。

2. 脊髓性肌萎缩症的分类

根据患者发病年龄和临床病程，脊髓性肌萎缩症由重到轻分为 4 型：

1 型——6 月龄内发病，不能单独坐立，2 岁以内死亡；

2 型——6~18 月龄发病，不能单独站立，患者平均寿命 25 岁；

3 型——幼儿期发病，能单独站立和行走；

4 型——成年期发病，相对来说，这是最轻微的一个亚型。

3. 肌无力的病因

脊髓性肌萎缩症对健康的影响最典型的是肌肉无力和肌肉萎缩。这个疾病的共同特点是脊髓前角运动神经元细胞变性，导致进行性、对称性近端肢体和躯干肌无力、肌萎缩。这也常常波及呼吸肌，导致人体呼吸无力、痰液拥堵等问题。唯一庆幸的是，智力发育不受影响，所以脊髓性肌萎缩症患者真不是懒，他们确实是心有余而力不足。

目前，脊髓性肌萎缩症还没有治愈的方法，定期物理治疗、正确使用支具或矫形器、规律运动训练等积极的康复治疗仍是目前干预、延缓疾病进展的主要手段。好在随着新药物的研发和治疗水平的提升，罕见病药终于被纳入医保目录，脊髓性肌萎缩症患者的预后已经得到极大改善，然而费用仍然昂贵，进行夫妇携带者筛查仍是预防该病发生最经济有效的方法。

优生优育知识

　　早诊、早治、早康复是提高脊髓性肌萎缩症患者生活质量的三大关键要素。通过在孕前或者孕早期对夫妻双方进行脊髓性肌萎缩症以及其他单基因遗传病携带者筛查，可提前发现潜在的"携带者"。如夫妻都是携带者，可以通过胚胎植入前诊断或者产前诊断，提前发现胚胎或者胎儿是否罹患某种单基因遗传病，避免悲剧发生。

参考文献

[1] 中华医学会医学遗传学分会遗传病临床实践指南撰写组 . 脊髓性肌萎缩症的临床实践指南 [J]. 中华医学遗传学杂志 . 2020,（3）. 263-268.

[2] 中国医师协会儿科医师分会，中国医师协会儿科医师分会儿童呼吸学组 . 脊髓性肌萎缩症呼吸管理专家共识（2022 版）[J]. 中华实用儿科临床杂志，2022, 37（6）:401-411.

[3] KRAFT SA, DUENAS D, WILFOND BS, et al. Theevolving landscape of expanded carrier screening:challenges and opportunities [J]. Genetics in Medicine, 2019, 21:790-797.

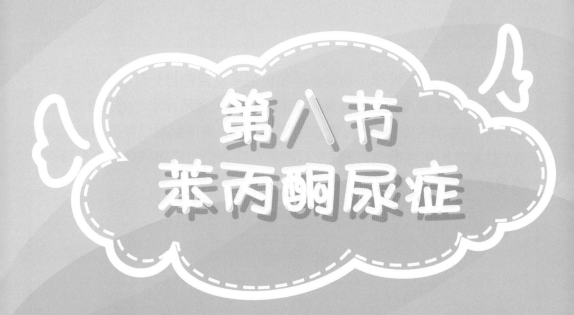

第八节
苯丙酮尿症

有一群特殊的孩子，他们不能像普通孩子一样吃鱼、肉、奶等食物，他们得承受"想吃不能吃的痛"，必须终身食用特制的食品。他们就是患有苯丙酮尿症的儿童，也被称为"不食人间烟火的天使"。

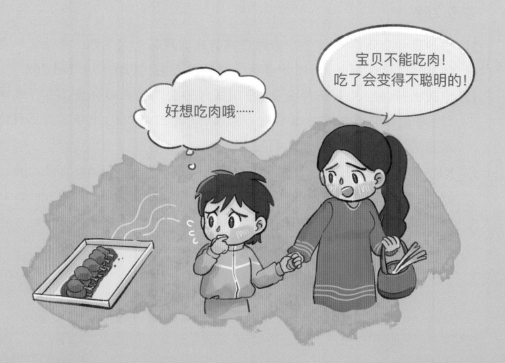

1.最常见的氨基酸代谢性疾病

　　苯丙酮尿症是最常见的先天性氨基酸代谢性疾病。这种病属于遗传性疾病，其遗传方式在医学上称为常染色体隐性遗传，即患儿的父母看似正常，其实是基因致病突变携带者。只有当父母双方均为致病基因携带者，才有可能生育有疾病的后代。

　　苯丙酮尿症的发病与人体缺乏一种叫"苯丙氨酸羟化酶"的生物活性酶有关。大家千万别小瞧这种酶，如果缺了它，我们体内的苯丙氨酸就无法转变为人体必需氨基酸，导致苯丙氨酸及其有害代谢产物大量堆积。随着病程进展，体内有害物质会越积越多，最终导致大脑受损、智力发育落后等严重后果。

　　幸运的是，苯丙酮尿症的宝宝在出生后可以通过接受新生儿疾病筛查做到早期发现和早期诊断，为尽早治疗赢得时间，从而减少疾病给宝宝健康带来的严重后果。

2.苯丙酮尿症的"特别"表现

　　苯丙酮尿症宝宝出生时外表看起来与健康宝宝无异。未经治疗的患儿在出生数月后就会出现智力发育落后，头发由黑变黄、皮肤白，汗和尿液有特殊的鼠尿臭（霉臭味），常伴有湿疹。随着年龄增长，患儿智力低下越来越明显，约60%的患儿有严重的智力障碍，约1/4患儿可能有癫痫发作。

3.饮食疗法是最有效治疗方法

　　"人间烟火"泛指普通的食物，尤其是苯丙氨酸含量过高的食物。它们对普通人来说是再正常不过的日常饮食，而对苯丙酮尿症患儿来说却无异于一剂"毒药"。

低苯丙氨酸饮食疗法是目前治疗苯丙酮尿症最重要、最有效的方法。研究发现，如果在新生儿期就开始了饮食治疗的患儿，其智力、体格发育多数能达到或者接近正常水平。低苯丙氨酸饮食疗法的本质就是通过限制饮食中苯丙氨酸的摄入，而控制血液中苯丙氨酸的浓度。

在低苯丙氨酸饮食治疗过程中，家长的配合非常重要。当宝宝被确诊为苯丙酮尿症后，家长要注意以下事项：

应选用低或无苯丙氨酸的配方奶粉喂养宝宝，还有无蛋白的米、面可供选择；蔬菜、水果可以自由选择食用；乳类、谷类含有一定量的苯丙氨酸，需要控制摄入；肉类、鱼类、蛋类、海鲜类、乳酪、内脏、豆类等，含有较高的苯丙氨酸，需要在医生严格指导下谨慎食用。此外，家长要定期带宝宝到医院复诊，监测血苯丙氨酸控制情况、体格生长以及智力发育水平等，在医生指导下通过科学适当调整饮食，以获得良好的治疗效果，促进宝宝健康成长。

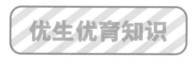

优生优育知识

苯丙酮尿症是可以通过新生儿疾病筛查早期发现、早期诊断和治疗的先天性遗传病。对于已经生育过一个苯丙酮尿症患儿的夫妇，若想再次生育，建议在准备怀孕前进行遗传咨询，并在孕期接受产前诊断，以避免生育出患儿。

参考文献

[1] 顾学范.加强高苯丙氨酸血症的诊治规范及预后干预 [J]. 中华儿科杂志, 2014, 52 (6):430-432.

[2] 叶军, 顾学范."高苯丙氨酸血症的诊治共识"解读 [J]. 中华儿科杂志, 2014, 52:430-432.

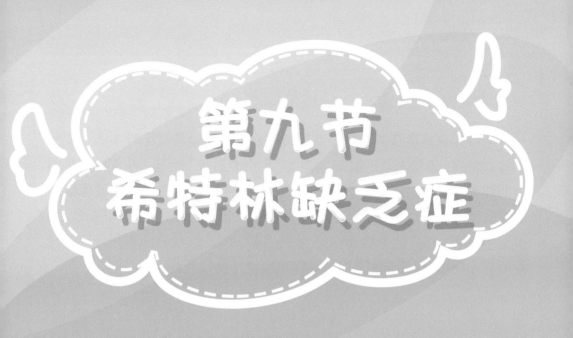

第九节
希特林缺乏症

家中的"熊孩子"不爱吃米饭,就爱喝牛奶爱吃肉,这可愁坏了爸爸妈妈。是孩子"挑食"吗?真相可能没有你们想象的那么简单!

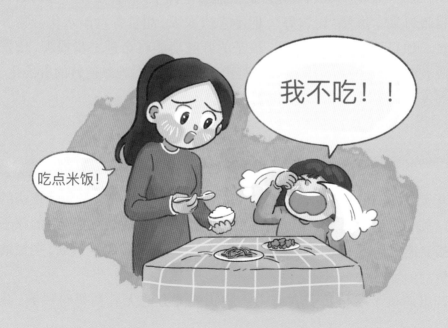

1. 勤劳的"搬运工"——希特林蛋白

希特林缺乏症是一种由于基因突变而导致的遗传代谢性疾病。要想了解这种病，还得先从肝脏细胞内的"小小搬运工"说起。在人体肝细胞内的线粒体膜上，分布着一种转运蛋白，叫希特林蛋白。它们就像勤劳的"搬运工"，使人体内尿素循环及糖、脂肪、蛋白质代谢能顺利完成。如果发生基因突变，这个搬运工就会"生病"，肝脏原本可以顺利进行的代谢便会受到影响，引起肝损害，最终导致希特林缺乏症。

2. 希特林缺乏症的病程进展"旅程"

不同年龄阶段的孩子希特林缺乏症表现不一样。小婴儿期的宝宝会出现持续黄疸、腹泻，面颊脂肪堆积，让小脸蛋看起来胖乎乎的，称为"圆胖脸"，但体重往往偏轻。之后，大部分宝宝会进入无症状期。儿童期的希特林缺乏症孩子大部分有饮食偏好，特别爱吃蛋白质类食物，尤其爱吃豆腐，每餐可以吃 7~8 个鸡蛋，甚至能够吃掉半只鸡，常让一旁的家长看得目瞪口呆。虽然"胃口好"，但不喜欢米饭，甜食等含碳水化合物多的食物。如果不积极接受治疗，孩子的肝脏功能将会进一步损害，待发展到成人型"瓜氨酸血症Ⅱ型"，则将出现精神障碍、难以逆转的肝硬化、肝衰竭等复杂病情，往往需要肝移植治疗。

3. 希特林缺乏症"不罕见也不难治"

其实，希特林缺乏症不罕见，也并不难治，尽早发现它是防治疾病的关键。孩子出生 2~3 天后应积极接受新生儿疾病筛查，持续黄疸的孩子积极接受遗传性黄疸基因检测，能够有助于疾病早期、精准诊断，把握治疗时机。

若患病孩子尽早接受含有中链脂肪酸配方的无乳糖奶粉喂养，减少过多碳水化合物摄入,就可以较好地改善病情,避免出现严重临床表现,最大限度减少希特林缺乏症对孩子身体的危害,让孩子们过上正常的生活。

优生优育知识

希特林缺乏症发病率在地域上南方往往多于北方,属于常染色体隐性遗传疾病。新生儿出生后接受新生儿疾病筛查,能早期发现是否患有希特林缺乏症,建议有生育希特林缺乏症患儿高风险(有患病史或家族史等)的育龄夫妻,在准备怀孕前要主动做好孕前优生健康检查和遗传病咨询。

参考文献

[1] 顾学范.临床遗传代谢病.北京:人民卫生出版社,2015.

[2] 宋元宗,刘睿.尿素循环代谢障碍.[J].中国实用儿科杂志,2021,36（10）:758-762.

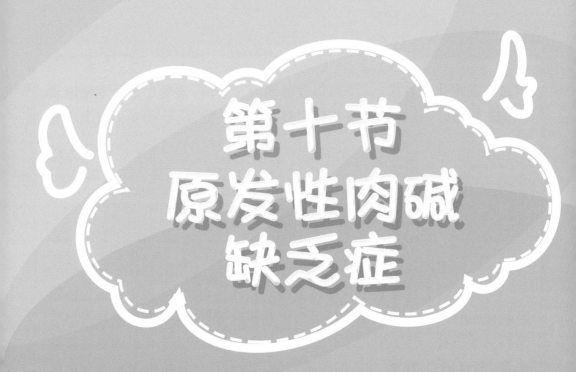

第十节
原发性肉碱
缺乏症

　　有这样一些人，经常会觉得没有力气，不太愿意走路，总把"我累了"挂在嘴边，而且这些人非常怕饿，一旦饥饿就容易感到头晕，有时甚至会昏迷。这可能与一种罕见的遗传病——"原发性肉碱缺乏症"有关。

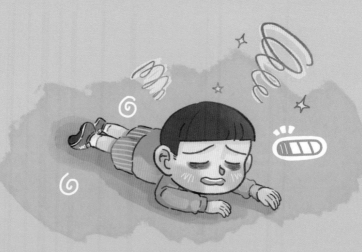

1. 带你了解肉碱的"小天地"

想了解原发性肉碱缺乏症，我们得先认识一种叫"肉碱"的物质。肉碱是一种类氨基酸物质，我们人体内的肉碱大约 75% 来自外源性的"吃吃吃"，25% 来自肝脏和肾脏的辛勤加工合成。在天然的食物中，牛羊肉中的肉碱含量是数一数二的。肉碱听起来平平无奇，它可是帮助我们把脂肪酸这个家伙分解并转化为能量的好帮手。如果没有肉碱这个小帮手了，大家可以想象得到，我们人体的脂肪酸代谢就会发生"堵车"，马上便会出现能量短缺。而且当脂肪酸堵在肝脏时，便会引起脂肪肝，当脂肪酸堆积在血液中，便会导致高血脂。

2. "懒"可能是一种病

肉碱是怎么进入到细胞中的呢？这得依靠我们的"小卡车"——肉碱转运蛋白。原发性肉碱缺乏症就是由于肉碱转运蛋白的基因突变所致的一种常染色体隐性遗传病。由于负责运输的"小卡车"出了问题，肉碱便无法进入到细胞内，细胞内的脂肪酸代谢便无法正常运转，人就会生病。

原发性肉碱缺乏症可以出现在任何年龄的人群中，但多数患者于 1 月龄 ~7 岁发病，而且不同患者的表现有较大的差异：婴幼儿期和儿童期的主要表现为低血糖、心肌病、心功能降低、肌无力及肝功能异常等，症状轻微的患儿仅在发热、饥饿等诱发因素存在时，才会出现呕吐、虚弱无力、气促等症状；严重的患儿可能表现为吃奶无力、生长缓慢，不能进行较长时间的运动，甚至会出现昏迷，严重的话会导致猝死；成年人一般症状较轻或无症状，多表现为耐力降低或易疲劳。所以，当听到身边有人说自己没有力气、不想走路、动不动就"累趴下"时，千万不要指责他们太"懒"，应该赶紧带他们到医院去看看。

3. 越早治疗，预后越好

原发性肉碱缺乏症的诊断并不难。通过采集新生儿足底血，可检测到血游离肉碱含量显著降低。但该病的最终确诊需要基因分析。一旦确诊了原发性肉碱缺乏症，我们可通过补充肉碱替代品——"左旋肉碱"来进行治疗。越早治疗，患者的预后越好。但切记要按照医生的建议服药，定期复查，不可擅自停药。已经确诊的患者平时也要注意预防低血糖，避免饥饿及长时间高强度运动，同时要定期进行心脏、肝脏、骨骼肌功能检查。

优生优育知识

宝宝出生后，一定要及时完成新生儿疾病筛查，这有助于早期发现、早期诊断、早期治疗原发性肉碱缺乏症。如果曾经生育过原发性肉碱缺乏症孩子，建议夫妻双方都要接受基因检测。当有再生育计划时，建议在准备怀孕前接受遗传咨询，在医生的指导下科学孕育。

参考文献

中华预防医学会出生缺陷预防与控制专业委员会新生儿遗传代谢病筛查学组，中华医学会儿科分会出生缺陷预防与控制专业委员会，中国医师协会医学遗传医师分会临床生化遗传专业委员会，等 . 原发性肉碱缺乏症筛查与诊治共识 [J]. 中华医学杂志，2019, 99（02）:88-92.

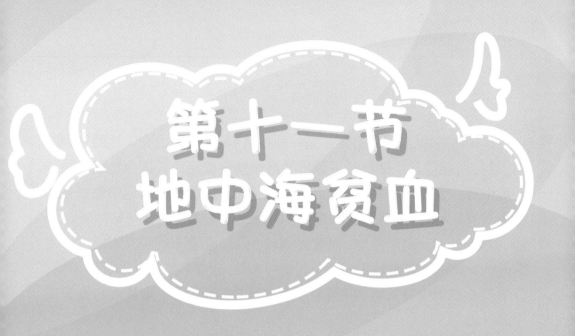

第十一节
地中海贫血

贫血我们并不陌生，日常生活中多是由于挑食、减肥等原因导致，一般通过饮食调理可以改善。但有一种特殊的会遗传的贫血可没有那么简单，那就是"地中海贫血"。

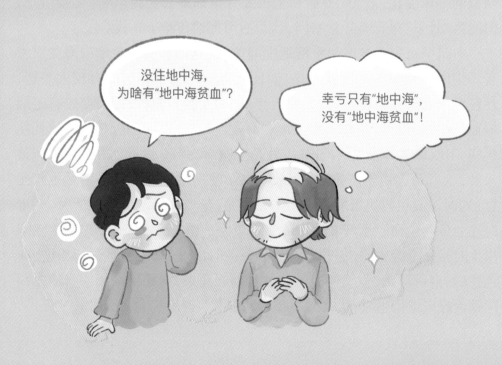

没住地中海，为啥有"地中海贫血"？

幸亏只有"地中海"，没有"地中海贫血"！

1. 会遗传、可预防的"贫血"

地中海贫血，简称"地贫"，是一种单基因遗传病，由先天性的基因缺陷引起，可能危及生命但是可预防的溶血性贫血疾病。该病是因为最早在地中海一带的人群中被发现而被命名为"地中海贫血"。地中海贫血的分布具有区域特点，我国长江以南的广大地区较常见，如广东、广西、海南、福建、云南、湖南等地；而北方则较少见。根据缺陷基因的不同，主要分为 α 地中海贫血和 β 地中海贫血两大类；根据临床症状的轻重不同，分为静止型地中海贫血、轻型地中海贫血、中间型地中海贫血和重型地中海贫血。

2. 地中海贫血的危害

静止型地中海贫血和轻型地中海贫血：都是地中海贫血携带者。这类人群可以简单地理解为地中海贫血"卧底"，一般和正常人一样，没有明显的临床症状，智力、寿命和生长发育也都不会受到影响，无须治疗，但因为"骨子"里含有异常基因，所以有可能遗传给下一代。

中间型地中海贫血和重型地中海贫血：这两种类型为地中海贫血患者。中间型地中海贫血就像是"双面间谍"，因为个体情况有较大差别，在轻者体内没有明显症状，无须治疗；而对于重者而言，则需要进行定期输血、除铁、切脾等治疗。重型地中海贫血的病情最严重，是一种致死性疾病。比如，重型 α 地中海贫血就是一颗"炸弹"，胎儿会因此出现严重水肿，大部分会由于严重贫血、缺氧在孕晚期胎死腹中或出生后不久死亡；同时这类孕妈妈可能会出现先兆子痫、早产和异常出血等情况，严重时还会危及生命。重型 β 地中海贫血就是一颗"定时炸弹"，这类宝宝刚出生时是完全健康的，但却会在 3~6 月龄时出现贫血，并且逐渐加重，面色苍白、肝脾肿大、发育不良等症状也随之而来，如果不采用终身输血和除铁治疗来维持生命，大多数重型 β 地中海贫血宝宝会在 5 岁前夭折。

3.在健康人群中揪出地中海贫血"卧底"

绝大多数地中海贫血携带者是没有贫血症状的，即使有症状，也非常轻微。令人震惊的是：80%的人不知道自己是地中海贫血携带者。别着急！我们可通过简单的地中海贫血筛查（血常规检测和血红蛋白检测）来发现，主要是看两个指标——平均红细胞体积（MCV）和平均血红蛋白量（MCH）。如果这两个指标有一项或者两项低于正常值时，那么要注意了，你可能是可疑地中海贫血"卧底"，建议前往医院就诊，通过地中海贫血基因检测进行最终确定。

4.地中海贫血"卧底"也能生育健康宝宝

地中海贫血是一种常染色体隐性遗传病，它的发生与性别无关，男女后代患病概率一样。

（1）如果夫妇一方是地中海贫血"卧底"，另一方是正常人时，他们后代1/2的概率是正常人；1/2的概率会继承父母衣钵，成为地中海贫血"卧底"。

（2）如果夫妇双方是来自不同"阵营"的地中海贫血"卧底"——一个是α地中海贫血携带者，一个是β地中海贫血携带者，那么生育的宝宝不会患有中重型地中海贫血，夫妇俩正常孕育即可。

（3）如果夫妇双方是同"阵营"的地中海贫血"卧底"——两个都是α地中海贫血携带者或者都是β地中海贫血携带者，那么每次怀孕，后代1/4概率是正常宝宝，1/2概率是地中海贫血"卧底"，另外1/4概率是地中海贫血宝宝。这种情况也不要担心，孕期通过对胎儿进行地中海贫血产前诊断，判断胎儿是否为地中海贫血，并通过终止妊娠的干预可以避免重型地中海贫血宝宝的出生。

优生优育知识

　　一个重型地中海贫血宝宝的出生，不仅对家庭造成极大的经济和精神负担，也会给社会带来巨大的压力和影响！对于地中海贫血高发地区的育龄夫妇，建议多多关注和了解地中海贫血，孕前孕期主动进行地中海贫血筛查和诊断。产前诊断是预防地中海贫血的最有效的措施！当然也可以考虑辅助生殖助孕，选择胚胎植入前遗传学检测技术，筛选出没有这类缺陷基因的胚胎，孕育健康宝宝。地中海贫血是可以预防的哦！

参考文献

[1] 商璇, 张新华, 杨芳, 等. α-地中海贫血的临床实践指南 [J]. 中华医学遗传学杂志, 2020, 03:235-240.

[2] 商璇, 张新华, 杨芳, 等. β-地中海贫血的临床实践指南 [J]. 中华医学遗传学杂志, 2020, 03:243-249.

[3] 中华医学会围产医学分会, 中华医学会妇产科学分会产科学组. 地中海贫血妊娠期管理专家共识 [J]. 中华围产医学杂志, 2020.09:577-584.

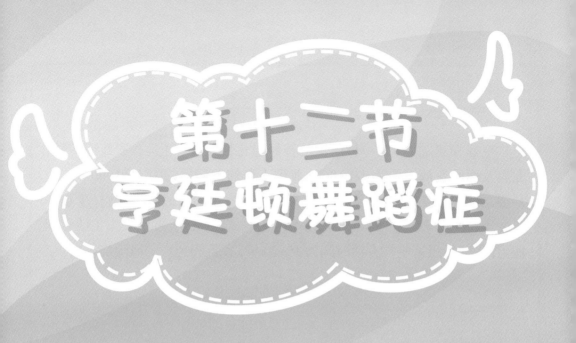

第十二节 亨廷顿舞蹈症

并不是所有的舞步都绚烂，也不是所有的舞姿都姿态万千。世上有一种罕见病，叫作"亨廷顿舞蹈症"，虽然名字听上去很浪漫，但实际上却是一种令人悲伤的疾病。

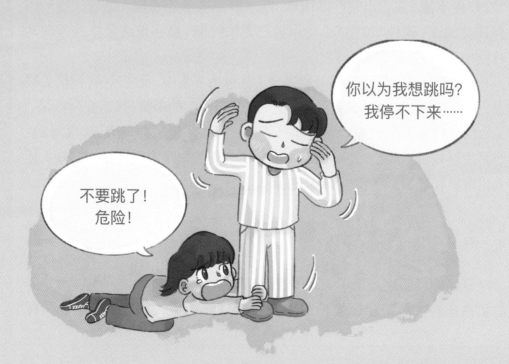

1. 浪漫的名字却是致命的代价

亨廷顿舞蹈症，是一种严重的神经退化性疾病，并且有家族遗传性。北美及西欧发病率约为 1/10 000，亚洲人群的发病率约为 1/20 000。此病从婴儿期到老年期均可发病，尤其是 30~50 岁年龄段最容易发病，少数在青少年时期发病（占 5%~10%）。病情会越来越严重，会逐渐失去生活自理能力，发病后患者平均存活时间为 15~20 年，残疾和死亡的风险都很高。

2. 不一样的"舞者"

亨廷顿舞蹈症的患者常有以下三大典型症状：

（1）身体失去控制。开始表现为动作迟钝，身体不受自己控制的抖动，有的表现为面部肌肉的抽动，做出各种各样的表情像是做"鬼脸"一样；头出现一阵一阵的摇晃；身体、手和腿也会不受自己控制地出现抽动，走起路来不稳，像是在"跳舞"一样，容易摔倒。同时也会有说话不流畅，口齿不清，或者出现吞咽困难、喝水容易呛咳等表现。随后这些动作会日益加重，这种"舞蹈样"动作自己无法控制，会在情绪紧张或激动的时候加重，平静休息时减轻。

（2）智力出现下降。最开始表现为注意力不集中，反应迟钝，记忆力减退，经常记不住东西放哪儿了，或者忘记最近发生的事情，最后变为痴呆。

（3）精神发生改变。首先出现性格的改变，包括会焦虑、脾气暴躁、容易发怒或者会表情冷漠、闷闷不乐。常常还会出现难以入睡。部分人还会出现精神分裂样症状，总是担心别人会伤害自己，或者会有自杀想法。

3."舞者"背后的操控者

亨廷顿舞蹈症是由于 *HTT* 基因发生变异，使得身体内产生一种变异的蛋白质在大脑里过度堆积，从而产生毒性，引发大脑多个部位的脑神经细胞死亡，使患者出现运动、认知、智力和行为方面的症状，引起脸、颈、躯干以及手脚等部位的肌肉产生不受控制的舞蹈动作。归根结底，是突变的基因在操控着患者的行为。

4."舞者"的"旋律"会遗传

亨廷顿舞蹈症是一种常染色体显性遗传病，它会在家族每代人中发生连续性遗传，也就是说通常家族中连续几代都能看到患这种病的人。而且只要家族中存在这种病的患者，则患者的父母通常有一个也是患者，而且患者的兄弟姐妹，以及患者所生育的孩子中，不论男女都有 50% 的概率患此疾病。

优生优育知识

目前医学上还不能彻底治愈亨廷顿舞蹈症，但患者可以在医生的指导下进行药物治疗，配合积极的健康生活方式、运动锻炼等，能够大大提高生活质量。产前诊断是预防这种病的最佳手段。

如果家族中有亨廷顿舞蹈症患者，建议在备孕之前去医院进行遗传咨询，并通过基因检测筛查自己是否有发病风险，从而选择最佳的优生措施。如果直系亲属中有人患有亨廷顿舞蹈症，孕妇在怀孕早期可以通过抽取绒毛或者羊水，来检查胎儿是否被遗传。对于亨廷顿舞蹈症患者，也可以通过产前诊断和试管婴儿技术来生育一个健康的宝宝。

参考文献

[1] 邬玲仟，张学 . 医学遗传学 [M]. 北京：人民卫生出版社，2016.

[2] 张宝荣 . 亨廷顿病的诊断与治疗指南 [J]. 中华神经科杂志，2011（09）：

638-641.

[3] BACHOUD-LEV ACI, FERREIRA J, MASSART R, et al. International guidelines for the treatment of Huntington's disease [J]. Front Neurol, 2019, 10:710.

[4] ROSENBLATT A, RANEN NG, NANCE MA, et al. A Physician's guide to the management of Huntington's disease [M]. 2nd ed. New York:Huntington's Disease Society of America, 1999.

[5] 吕斌. 可怕之舞"亨廷顿舞蹈症"[J]. 家庭医学, 2020(07):16.

[6] WALKER FO. Huntington's Disease [J]. Semin Neurol, 2007, 27(9557): 143-150.

[7] JEAN-MARCBURGUNDER, 冯璐扬. 亨廷顿舞蹈病:教学性综述 [J]. 中国神经精神疾病杂志, 2015, 41(10):577-591.

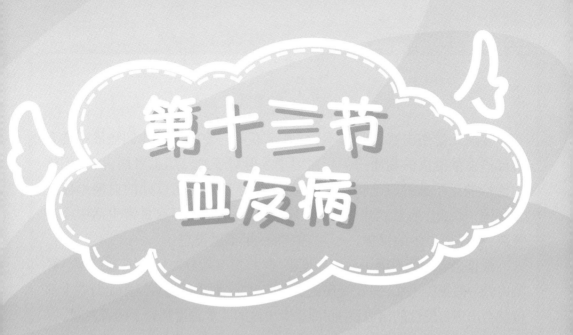

第十三节
血友病

一个人从蹒跚学步，到长大成人，磕磕碰碰、受伤出血在所难免，可是有这样一群"伤不起"的患者，一旦受伤出血，可能会血流不止，甚至休克死亡。其实，他们是患了一种遗传性出血性疾病——血友病。

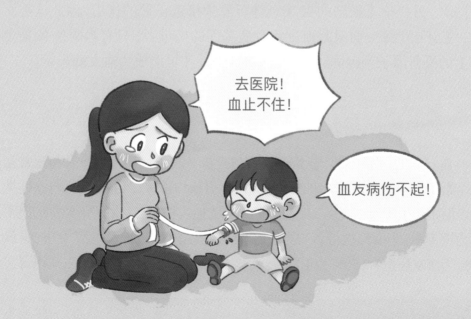

1. 小心翼翼生活的"玻璃人"

普通人受伤出血之所以不会"血流不止",要归功于我们血液里的含有促进血液凝固的物质——凝血因子。但对于血友病患者而言,他们体内恰恰缺乏了这种凝血因子,一旦受伤,导致破裂伤口处的血液不能正常凝固。因此,血友病患者仿佛"玻璃人"一样,他们在日常生活中小心翼翼,也需要更多的保护,一旦"破碎"后果不堪设想。

根据患者的凝血因子缺乏程度不同,将血友病分为轻、中、重三型。轻型患者一般很少出血,只在受伤或手术后出血;而重型患者从小全身各个部位就会出现自发性的出血;中间型患者出血的严重程度则介于两者之间。

2. 血友病更偏爱男性

血友病是 X 连锁隐性遗传性疾病,发病与性别有关,遗传规律是"女传男,男得病""男传女,女携带"。男性仅有一条 X 染色体,一旦 X 染色体上的凝血因子基因发生缺陷时,就可能出现临床症状,即成为血友病患者;而女性有两条 X 染色体,当其中一条 X 染色体上的凝血因子基因缺陷时,另一条无缺陷的 X 染色体可发挥接近正常的作用,因此这类女性一般不会发病,而只是血友病致病基因的携带者;只有当两条 X 染色体上的凝血因子基因同时存在缺陷时,女性才可能成为血友病患者。

3. 血友病也能生育健康宝宝

血友病的"伤"不起,让很多人害怕至极。当男性血友病患者与正常女性结婚所生子女中,女孩 100% 为携带者,男孩均正常;当正常男性与女性携带者结婚所生子女中,男孩有 50% 的概率为血友病患者,女孩有 50% 的概率成为携带者;当女性携带者与男性血友病患者结婚(罕见)所生子女中,男孩 50% 为血友病患者、50% 为正常者,女孩 50% 为携带者、50% 为血友病患者。

有血友病家族史的夫妇,想要生育健康宝宝,应在孕前或孕早期进行血友病相关基因诊断。如果诊断确是携带者,可以通过第三代试管婴儿技术助孕或在孕期进行产前诊断,以避免血友病患儿的出生。如果女方是血友病携带者,一定要做好孕期保健,定期产检,同时整个孕期要遵医嘱进行因子替代治疗。

4.血友病要"防"

当不幸患上血友病,那就要以"防"为主。

（1）预防出血,避免进行身体强烈对抗和碰撞的运动,比如踢足球、打篮球、打拳击、摔跤等;

（2）适当参加体力活动以及非对抗性运动,比如游泳、散步、打羽毛球、骑自行车、打乒乓球等;

（3）体育运动前,最好咨询相关专业人员,做好防护;

（4）通过替代治疗以确保体内适宜的凝血因子浓度,维持正常的凝血功能;

（5）避免使用抗血小板药物、肌内注射;

（6）如需手术,应在术前补充所缺乏的凝血因子;

（7）有条件的患者,应定期预防性补充相应凝血因子等;

（8）一旦发生出血,应及时应用止血药物及凝血因子替代疗法;

（9）其他治疗还包括外科治疗、物理治疗及康复等措施。

优生优育知识

由于血友病具有遗传性,故多数患者存在血友病家族史。女性虽然发病少,但携带血友病致病基因的女性可将致病基因传给后代,因此建议所有备孕女性在孕前接受携带者筛查。如果家族中有血友病患者，建议带患者进行血友病基因检测，如诊断明确，有助于家族中有生育需求的夫妻在生育后代时避免血友病患儿的出生。

参考文献

[1] 中华医学会血液学分会血栓与止血学组，中国血友病协作组．血友病诊断与治疗中国专家共识（2017年版）[J]．中华血液学杂志，2017，38（5）:364-370.

[2] 中国血友病治疗协作组儿科专业组．儿童血友病家庭治疗专家共识 [J]．中国实用儿科杂志，2021，36（12）:881-889.

[3] 中国医师协会生殖专业委员会精准辅助生殖研究学组，中国医师协会医学遗传医师分会．血友病的胚胎着床前遗传学检测专家共识 [J]．中华医学杂志，2021，（14）:995-1001.

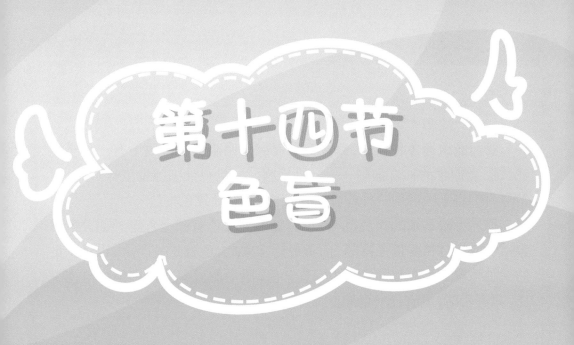

第十四节
色盲

虽然他们能看见，却丢失了色彩，只有明暗两种色调；虽然他们眼中有色彩，红绿蓝却"分道扬镳"。这其实是色盲引起的。

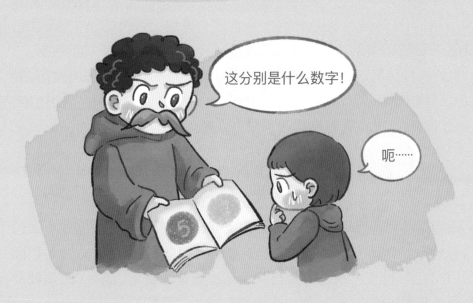

这分别是什么数字！

呃……

1. 色盲是缺失了哪些色彩

我们能识别各种色彩，归根到底是因为眼睛的视网膜中有三种辨别红、绿、蓝原色的神奇细胞——视锥细胞。一旦视锥细胞发生异常而"罢工"，我们将无法辨别一种或者多种颜色，从而导致色盲。

根据无法辨别的颜色范围，色盲分为部分色盲和全色盲。部分色盲包括红绿色盲和蓝黄色盲等，前者最为常见；全色盲是最严重，也最少见的一种情况，患者无法辨别红绿蓝三色，眼中的世界就仿佛黑白电视一样，只有明暗，没有任何色彩。

2. 色彩为什么会神秘消失

原因来自两方面——先天遗传或后天造成的。

前者居多，虽然先天性色盲有多种遗传方式，但绝大多数是 X 连锁隐性遗传，如红绿色盲。它传男也传女，但男性患者居多。因为男性只有一条 X 染色体，一旦 X 染色体发生异常就会患病；而女性有两条 X 染色体，只有当这两条 X 染色体同时异常才会患病。可惜的是，先天性色盲目前尚无有效的治疗方法，只能通过佩戴色盲矫正眼镜来辅助缓解。

另外一种情况，原本色觉感知是正常的，由于患眼部疾病或损伤、衰老以及药物副作用等原因而引起色盲。后天原因造成的色盲不会遗传，可以通过治疗原发疾病等方式改善或者恢复正常。

3. 如何发现自己是否是色盲呢

因为很多色盲患者生来就没有正确的辨色能力，所以他们并不知道自己有异常。色盲一般通过色觉检查来诊断，其中最常用的方法是假同色图（色盲本）检查。我国目前已将色觉检查作为升学、服兵役、驾驶员体检等必备常规体检项目，所以先天性色盲一般都能及时发现。

4.色盲是怎么遗传给后代的呢

以最常见的 X 连锁隐性遗传色盲患者为例：

（1）如果父亲是色盲、母亲正常，则不会生育色盲后代。儿子 100% 正常，女儿 100% 携带色盲异常基因，但不发病。但当女儿与正常男性再生育时，后代女孩有 50% 的概率携带色盲异常基因，男孩则有 50% 的概率是色盲。

（2）如果母亲是色盲、父亲正常，后代儿子 100% 是色盲，女儿 100% 携带色盲异常基因，但不发病。同样女儿与正常男性再生育时，后代男孩有 50% 的概率是色盲。

（3）如果父母都是色盲，后代 100% 是色盲。

优生优育知识

平日难以发现自己是否是色盲，但如果出现以下情况时，建议及时到眼科就医：发现自己对颜色的识别与他人不同时；对颜色辨识能力原本是正常的，但近期对颜色的感知却发生了显著变化。目前先天性色盲没有很好的治疗方法，婚前应该了解清楚对方是否有色盲的家族史，避免近亲结婚。

参考文献

[1] 杨培增,范先群.眼科学 [M]. 9 版.北京:人民卫生出版社,2018:39-40,
142-143.

[2] MP SIMUNOVIC. Colour vision deficiency [J]. Eye, 2010, 24:747-755.

[3] 欧莉,刘飞.色觉异常的检查方法及治疗综述 [J].中国眼镜科技杂志,
2021, 09:110-113.

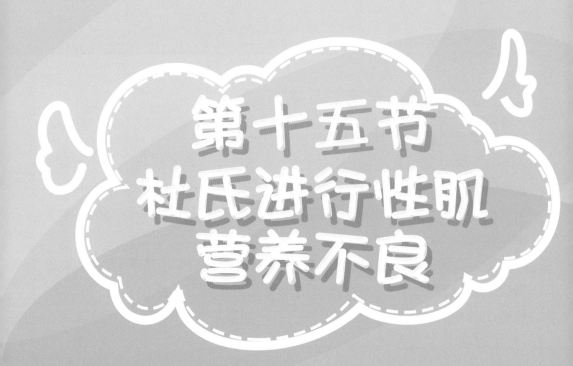

第十五节
杜氏进行性肌营养不良

蹦蹦跳跳是小孩的天性。然而,有些人一生下来,就被剥夺了这种权利。当3岁左右的孩子走路不稳,像"小鸭子"左右摇摆,经常摔跤,或者爬楼、起立、跑步和跳跃困难时,父母可千万不能掉以轻心,因为这很有可能是一种特殊的遗传性疾病——杜氏进行性肌营养不良。

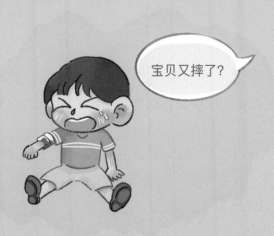

1. 杜氏进行性肌营养不良

　　杜氏进行性肌营养不良是一种致命的遗传性疾病。患病的孩子刚出生时看起来很正常，一般在 3~5 岁才会出现明显的疾病表现：如走路慢、脚尖着地、呈鸭步、容易摔倒、上台阶费力、蹲起困难、跑步缓慢等；患儿 12 岁左右时，会逐渐丧失行走能力，需要借助轮椅；而在 20~30 岁间，患者常因呼吸系统的并发症或心力衰竭而死亡。

　　杜氏进行性肌营养不良与 *DMD* 基因的突变有关。*DMD* 基因是人体最大的基因之一，负责编码抗肌萎缩蛋白，在保证我们人体肌细胞的正常工作中发挥着重要作用。*DMD* 基因一旦发生突变，将会破坏肌细胞的正常运作，导致肌纤维变得无力且脆弱。

2. 遗传上的"重男轻女"

　　杜氏进行性肌营养不良作为一种致命的遗传性疾病，其在遗传上将"重男轻女"的观念体现得"淋漓尽致"。为什么会这样？这与我们的 *DMD* 基因所居住的位置有关。研究发现，*DMD* 基因居住在人体的 X 染色体上。由于女性有两条 X 染色体，而男性只有一条 X 染色体，故一条 X 染色体上的 *DMD* 基因突变就足以使男性致病，而女性临床表型远远轻于男性。

　　虽然女性不容易罹患杜氏进行性肌营养不良症，但当一名女性携带了一条含有 *DMD* 基因突变的 X 染色体时，千万不能掉以轻心。因为当她与一个健康的男性生育时，生出的女宝宝可能是健康者，也可能是携带者；生出的男宝宝要么是健康者，要么就是患病者。

优生优育知识

　　有生育需求的夫妻，如果已经生育过杜氏进行性肌营养不良的患儿，或者有杜氏进行性肌营养不良家族史，建议夫妻双方去医院进行相关的基因检测；当打算再次生育时，夫妻双方可以提前进行遗传咨询；在孕11~14周时可行绒毛膜穿刺术，大于16孕周可行羊水穿刺术，大于20孕周后可行脐带血穿刺术，以获取胎儿DNA样本进行基因分析。如果检测结果提示胎儿患有此病，夫妻双方需要积极主动地与医生沟通协商，以做出最合适的选择。此外，夫妻双方也可以通过第三代试管婴儿技术助孕，以阻断再次生育杜氏进行性肌营养不良患儿。

参考文献

[1] 曹俊娟, 柳青 . Duchenne 肌营养不良症的研究进展 [J]. 重庆医科大学学报, 2007(12):1347-1350.

[2] Duan D, Goemans N, Takeda S, et al. Duchenne muscular dystrophy [J]. Nat Rev Dis Primers, 2021, 7(1):13.

[3] SHIH JA, FOLCH A, WONG BL. Duchenne Muscular Dystrophy:the Heart of the Matter. Curr Heart Fail Rep, 2020, 17(3):57-66.

[4] 刘悦, 马沛沛, 吴士文 . 杜氏肌营养不良症生物学治疗的研究进展 [J]. 中华灾害救援医学, 2018, 6(04):233-236.

[5] SIENKIEWICZ D, KULAK W, OKUROWSKA-ZAWADA B, et al. Duchenne muscular dystrophy:current cell therapies [J]. Ther Adv Neurol Disord. 2015, 8(4):166-177.

[6] 高杨洁, 吕俊兰 . 杜氏肌营养不良携带者的诊断与早期干预 [J]. 中国实用儿科杂志, 2015, 30(01):47-50.

[7] 钟昌高, 李麓芸, 陆长富, 等 . 杜氏肌营养不良症（DMD）的植入前遗传

学诊断 [J]. 中国现代医学杂志, 2009, 19（17）:2588-2592.

[8] 田培超, 王越, 史丹丹, 等. 二代测序技术在杜氏肌营养不良症家系中的分子诊断应用 [J]. 中国当代儿科杂志, 2019, 21（03）:244-248.

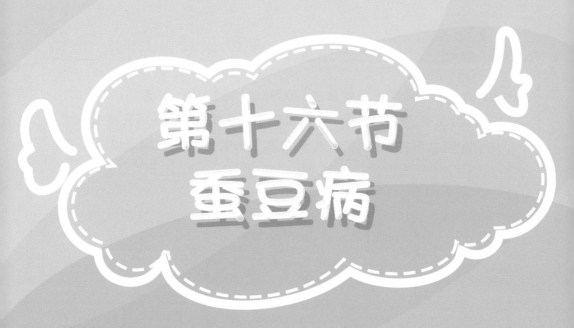

第十六节
蚕豆病

一颗小蚕豆，吃上一口很美味。可有些人食用蚕豆后会引发危险，甚至可能送命，这是为什么呢？

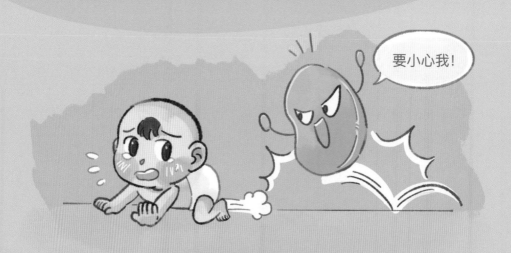

1. 不是所有的孩子都可以吃蚕豆

蚕豆病是一种葡萄糖 -6- 磷酸脱氢酶（G-6-PD）缺乏所导致的疾病，属于 X 连锁不完全显性遗传性疾病。患有蚕豆病的孩子平常是健康的，一旦他们误食蚕豆或某些可能引起溶血的药物等，红细胞就会被氧化物破坏，发生溶血，可出现呕吐、腹泻、腹痛、面色苍白或发黄、无力、发热、尿呈酱油色或红色等症状，严重时可出现神志不清，甚至休克。

2. 蚕豆病发病好"nán"

根据调查数据显示，蚕豆病第一"nán"，在我国呈现"南"高北低的分布趋势，长江以南地区为高发区，如海南、广东、云南等地区；随着纬度北移，发生率呈现下降趋势，长江以北省市罕有报道。

蚕豆病第二"nán"，则是"男"宝宝发病率高过女宝宝。因为蚕豆病属 X 连锁遗传性疾病，致病基因在 X 染色体上，女性的染色体是 XX，男性染色体是 XY，只有一条 X 染色体的男性更容易发病。

如果妈妈是蚕豆病携带者，一条 X 染色体有 G-6-PD 缺乏，而爸爸是正常的，则：

生女儿：两条正常 X 染色体结合，女儿是正常的，不会有蚕豆病也不会成为蚕豆病携带者；G-6-PD 缺乏的 X 染色体和爸爸正常的 X 染色体结合，女儿是蚕豆病携带者。

生儿子：正常 X 染色体和爸爸的 Y 染色体结合，儿子没有蚕豆病；G-6-PD 缺乏的 X 染色体和爸爸的 Y 染色体结合，宝宝是蚕豆病患儿。

3. 共筑宝宝的健康防线——新生儿疾病筛查

即使成人没有患有蚕豆病，但作为突变基因的携带者，宝宝依然有可能罹患这种疾病。如果父亲或母亲有 G-6-PD 缺乏的，只需要在宝宝出生后做一个 G-6-PD 酶活性和基因检测，及早采取预防措施，以防新生儿黄疸加重而影响小儿智力发育，并注意防范，可实现终身不诱发疾病。

新生儿疾病筛查对于宝宝健康显得格外重要，通过新生儿的遗传代谢病筛查，可以检测出宝宝体内是否缺乏 G-6-PD，从而识别出隐匿在体内的蚕豆病。检测是在宝宝出生后 48~72 小时后进行，充分哺乳 6~8 次以上，采集宝宝足跟部的几滴末梢血即可。一旦筛查指标异常，需要进一步确诊检查，明确诊断，从而使新生宝宝得到早诊断、早治疗、早干预。

4.用爱守护蚕豆病宝宝

蚕豆病主要由遗传基因突变导致，是一种重在预防，无法根治的遗传病。蚕豆病患儿发病年龄普遍不大，发病急，来势汹汹，家长要格外小心。

在日常生活中，建议爸爸妈妈或者其他看护人对蚕豆病宝宝多加留意，避免触碰安全"雷区"。比如，不食用蚕豆或蚕豆的加工品（如含蚕豆粉成分的粉丝、豆瓣酱等）；哺乳期妈妈食用蚕豆或蚕豆加工品后哺乳也可能引起宝宝发病；家中禁止出现樟脑丸；避免使用氧化性药物（如抗疟药、磺胺类药、解热镇痛药、驱虫剂及其他抗生素等）；宝宝生病就医时，看护人一定要将其蚕豆病史告知医生，确保治疗过程中慎用药物；还要避免在蚕豆开花、结果或收获季节去蚕豆地。如果看护人不知道宝宝有蚕豆病史而误食蚕豆后，一定要注意多观察，一旦发现异常立即送往医院。

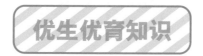

优生优育知识

蚕豆病不是食物过敏，属于遗传代谢病，无法根治。不过蚕豆病是可预防的疾病，爸爸妈妈们一定要重视孩子出生后的新生儿疾病筛查，使蚕豆病宝宝得到早诊断、早治疗和早干预,避免发病。

参考文献

[1] 罗超,陈少科,李旺,等.广西南宁地区新生儿 G6PD 缺乏症筛查情况分析 [J].中国优生与遗传杂志,2016,24(9):66.

[2] 刘秀莲,王洁,林燕,等.346 例海南黎族新生儿 G6PD 基因突变分析 [J].基因组学与应用生物学,2019,38(9):4224-4229.

[3] 李卉,江雨霏,高唐鑫子,等.武汉地区葡萄糖 -6- 磷酸脱氢酶缺乏症患者基因突变分析 [J].中国实验血液学杂志,2022,30(1):244-249.

[4] 顾学范.临床遗传代谢病 [M].北京:人民卫生出版社,2015.

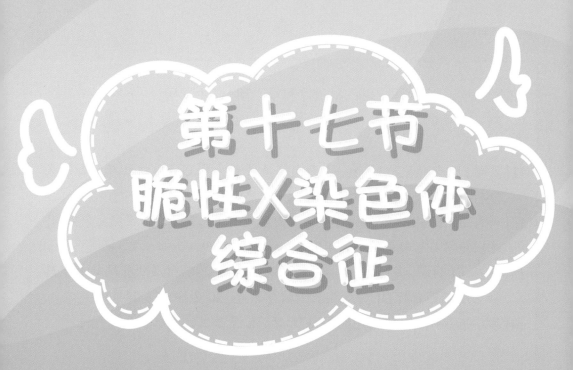

第十七节
脆性X染色体
综合征

孩子上课注意力不集中，学习能力差，就算是反复讲解，不一会儿也忘得一干二净。究竟是不认真还是另有隐情？这很有可能与一种你不太了解的遗传性疾病——"脆性X染色体综合征"有关！

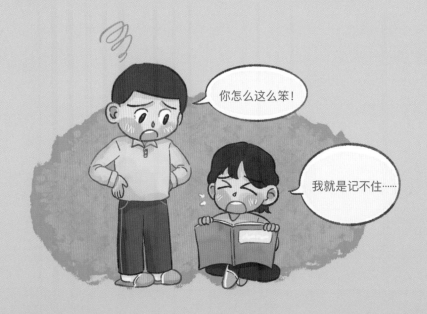

1. 一个"坏"基因影响一个大脑

脆性 X 染色体综合征是一种智力低下、认知能力异常的遗传性疾病,在不同国家均有发病,男性发生率约为 1/5 000,女性发生率为 1/8 000~1/4 000。脆性 X 染色体综合征的发病原因与体内一个"坏"基因——脆性 X 染色体智力低下基因 *FMR1*,影响了 FMRP 蛋白的合成有关。FMRP 蛋白在人体内的"身份"非常重要,它参与了我们大脑发育的多个过程。由于"坏"基因的影响,导致 FMRP 蛋白不能合成,最终造成人的大脑不能正常发育。

2. 以智力障碍为主要表现的疾病

脆性 X 染色体综合征主要影响患儿智力发育,在智力障碍性疾病中仅次于唐氏综合征。患儿常表现为智力低下和以自闭为主的精神障碍,言语和理解力等落后于同龄孩子。与他人交流时,孩子可能有避开目光接触、重复刻板行为、不服从指令等表现。此外,多伴有特殊面容或体征,各个年龄段患儿可表现头、前额、耳朵、下颏均较大,少部分有两个眼睛距离宽、外眼角向上、眼缝小等。男性患儿进入青春期后,常检出大睾丸,有的还可能出现头痛、睡眠中呼吸暂停、肌肉疼痛、内分泌功能紊乱等。成年脆性 X 染色体综合征患者患高血压、肥胖、胃肠道疾病、痴呆、焦虑的风险可能更高。

3. 脆性 X 染色体综合征的预防更重要

脆性 X 染色体综合征对健康的影响是显著的,不仅会影响患儿的学习能力,还可能导致其社会适应能力严重受损。且目前为止,医学上并没有有效治愈脆性 X 染色体综合征的手段,只能通过对症处理以提高生活质量,或者通过采用行为干预和语言训练等来缓解患儿的病情。但早期筛查、早期诊断可以为该疾病的早期干预争取宝贵的时间。根据脆性X染色体综合征的遗传规律，表现正常的父母也会生出脆性X染色体综合征患儿，所以针对脆性X染色体综合征的诊治和临床特点，产前诊断和遗传咨询成为防治该疾病的主要方法。

优生优育知识

脆性X染色体综合征对孩子的生长发育危害多，因此预防很重要。建议夫妻在准备怀孕前，进行遗传学筛查，看是否存在基因突变。如果双方家族中有脆性X染色体综合征患者，或存在不明原因的智力低下和孤独症（自闭症）患者等，更有必要进行遗传学检查。具有遗传高风险的孕妇需进行产前诊断，以避免生育脆性X染色体综合征患儿。

参考文献

[1] 徐雪琴. 2个脆性X综合征家系的产前基因诊断与遗传咨询 [J]. 中国优生与遗传杂志, 2021, 29（09）:1306-1309.

[2] HAENFLER JM, et al. Targeted Reactivation of FMR1 Transcription in Fragile X Syndrome Embryonic Stem Cells [J]. Front Mol Neurosci, 2018, 11:282.

[3] HAYWARD BE, D KUMARI , K USDIN. Recent advances in assays for the fragile X-related disorders [J]. Hum Genet, 2017, 136（10）:1313-1327.

[4] BONACCORSO CM, et al. Fragile X mental retardation protein（FMRP）interacting proteins exhibit different expression patterns during development [J]. Int J Dev Neurosci, 2015, 42:15-23.

[5] 唐春. 脆性X染色体综合征26例儿童临床特征 [J]. 中国神经精神疾

病杂志, 2011, 37（10）:588-590.

[6] 麻宏伟, 黎芳, 儿童发育障碍相关性疾病. 中国儿童保健杂志, 2017, 25（10）:973-977.

[7] RAJARATNAM A, et al. Fragile X syndrome and fragile X-associated disorders [J]. F1000Res, 2017, 6:2112.

[8] 侯瑶. 脆性 X 相关性疾病研究进展 [J]. 中国优生与遗传杂志, 2019, 27（06）:647-650.

[9] 宋小俊. 脆性 X 染色体综合征患儿治疗探讨 [J]. 科技信息, 2012（31）:483-504.

[10] STARK Z, et al. Prenatal diagnosis of fragile X syndrome complicated by full mutation retraction [J]. Am J Med Genet A, 2015, 167A（10）: 2485-2487.

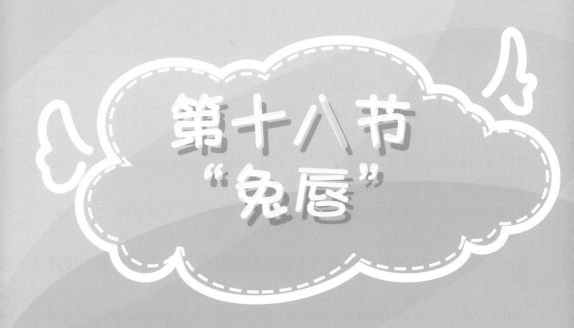

第十八节 "兔唇"

　　有这样一群孩子，自打出生那天起，他们就显得与众不同。因为在他们嘴唇上方有一道深深的痕迹，有人就将他们称为"兔唇"宝宝。

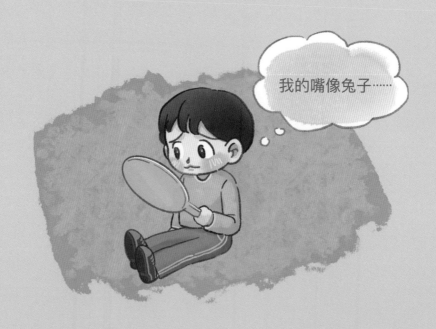

我的嘴像兔子……

1. 不一样的嘴唇

"兔唇"宝宝因为嘴唇上有一道明显的裂口，使得嘴唇的外形看起来与兔子的三瓣嘴唇相似而得名。有的宝宝唇部和上腭部都有裂口，而有的则只有唇部或者只有上腭部才有裂口。医生们根据裂口的情况将患病宝宝分为"唇腭裂""唇裂""腭裂"等多种类型。"兔唇"不仅会影响宝宝的颜值，还会严重影响宝宝的生活质量，可能会导致吞咽困难、易呛咳、口齿不清和心理自卑等健康问题。

2. 导致"兔唇"的原因错综复杂

现代医学研究发现，"兔唇"的形成与胚胎发育早期，胎儿的双侧唇部和腭部突起的融合程序出现故障有关。

而导致故障的原因错综复杂，大致包括遗传因素、环境因素以及综合因素。遗传方面：如果妈妈或爸爸是唇腭裂人群或者家族中存在唇腭裂的情况，则生育"兔唇"宝宝的风险会大大增加，且家族中唇腭裂的病例越多，后代出现"兔唇"的风险越高；环境因素方面：妈妈在孕早期感染、损伤或使用过特殊药物、叶酸吸收障碍或者曾有吸烟、饮酒等不良习惯，以及怀孕期间出现贫血、糖尿病等慢性疾病，都在一定程度上增加了腹中宝宝患"兔唇"的风险。

需要注意的是，如果夫妻中有一方是因为单基因病、基因组病或染色体病等原因导致的严重唇腭裂，建议进行遗传咨询；如果想要生育健康孩子，可以通过第三代试管婴儿技术助孕或产前诊断，以避免"兔唇"宝宝的出生。

3. 超声检查或可识别部分"兔唇"

胎儿的面部发育从孕4周开始，至12周结束。这是一个协同的过程，包括唇部、腭部、鼻子以及嘴巴的发育。一般来说，孕期超声检查可以发现宝宝的"兔唇"。孕 20~24 周是超声检查发现宝宝"兔唇"的最佳时期。如果孕周太小，宝宝颜面部结构较小，发现唇腭裂相对比较困难；如果孕周过大，宝宝的颜面部容易受到遮挡，则超声不一定能发现唇腭裂。

此外，孕期的超声检查不一定能发现所有类型的唇腭裂，比如单纯腭裂、唇红裂等，在孕期检出十分困难。超声检查还会受到很多干扰因素影响，如孕妈妈腹部上脂肪或瘢痕、宝宝位置、羊水等，都有可能导致漏检，还可能出现孕期超声发现的唇腭裂和出生后的唇腭裂类型不一致的情况。

4.多学科治疗促进康复

宝宝的"兔唇"可以通过多个学科治疗而逐渐康复，如口腔颌面外科、整形外科、儿科、耳鼻喉科、麻醉科、言语病理学科、语音矫治科、影像科、口腔正畸科、口腔修复科、护理学、心理学科、医学遗传学科、医学伦理学等学科领域的专家会对"兔唇"宝宝进行全面检查、认真讨论，并制订个体化的治疗计划表，包括营养评估与干预、听力筛查、术前正畸治疗方案、早期语言能力评估和心理干预等方面的治疗内容，以及手术整复方案。

目前，国内外公认的唇裂最佳手术时间是宝宝出生后 3~6 个月，而腭裂的最佳手术时间则是宝宝出生后 8~18 个月。需要为"兔唇"宝宝进行治疗的宝爸宝妈，一定要抓住这个最佳时间！

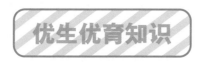

优生优育知识

由于唇腭裂大多为遗传因素与环境因素共同作用的结果，因此，很多时候，我们无法完全避免它的发生，但可以通过培养健康的生活习惯，如戒烟、戒酒、规律作息、合理用药、避免接触有毒有害物质、补充叶酸、规范的产前检查等，来降低唇腭裂发生的风险。

参考文献

[1] 中华医学会超声医学分会妇产超声学组 . 胎儿唇腭裂产前超声检查专家共识 [J]. 中华超声影像学杂志，2021，30（1）:4.

[2] 唇腭裂多学科协作诊疗专家组 . 唇腭裂孕前 - 产前 - 产后多学科协作诊疗流程专家共识 [J]. 中华口腔医学杂志，2021，56（11）:7.

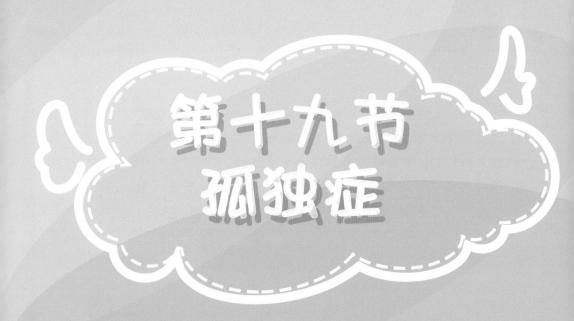

第十九节
孤独症

　　心理学家认为：人也许能够忍受诸如饥饿、压迫等痛苦，却很难忍受所有痛苦中最痛苦的一种，那就是全然的孤独。而有这样一群孩子，他们像是来自遥远星球，无时无刻沉浸在自己的"独角戏"里，用常人无法理解的模式自处，这就是"来自星星的孩子"——孤独症儿童。

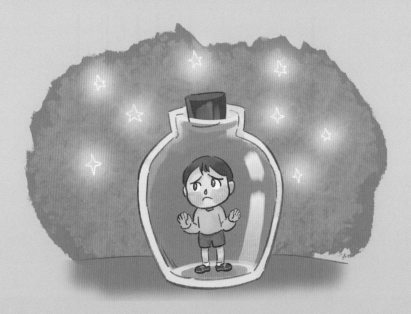

1."孤独一生"不是他们的错

孤独症的病因至今都没有完全弄清楚。虽然流行病学调查找到了很多可能导致孤独症的危险因素,但没有一个被证实与引发孤独症直接相关。目前,比较公认的原因是遗传因素和环境因素交互作用的结果,特别是遗传基因在传承过程中发生的一些新发突变,可能是孤独症发病的主要因素,但是具体病因和机制尚不明确。遗传学研究显示:父母高龄、孕早期不良用药或接触某些化学物质、孕期感染、炎症、肠菌失调、免疫异常等都有可能增加后代罹患孤独症的风险。

2.分阶段早早识别孤独症

家中的孩子如果在以下月龄,出现相应的"预警征象",可能与孤独症有关,家长应尽早带孩子到医院就诊。

月龄	预警征象
3	不注视人脸,逗引时不发音或不会笑
6	发音少,不会笑出声
12	呼唤名字无反应
24	无有意义的语言
30	兴趣单一、刻板,不会说 2~3 个字的短语
36	不会与其他儿童交流、游戏

3.帮助他们走出"孤独星球"

一个正常成人都无法在一个封闭的世界里久待,更何况他们还是一群患孤独症的孩子。如果不加以干预,他们的一生都将会迷失在这个"孤独星球"上。

孤独症没有特效的治疗方法，主要以应用行为分析、结构化教育、人际关系发展干预等干预性训练，培养孩子的生活自理和独立生活能力，努力改善他们的生活质量，争取让患孤独症的孩子在成年后具有独立学习、工作和生活的能力；还可以通过其他治疗，比如使用萝卜硫素、维生素 D_3、亚叶酸以及益生菌等营养素补充治疗以及服用一些抗精神病药、抗抑郁药等来改善临床症状。

优生优育知识

遗传因素对孤独症的发生有着重要影响。研究发现，孤独症患者同卵双生同胞孤独症的患病率高达 70%，其父母再生育后代患孤独症的风险也是正常人群的数十倍。所以，在备孕前一定要"知己知彼"——了解夫妻双方家族中是否有孤独症患者。如果有的话，建议做遗传优生咨询，共同为宝宝营造一个健康的孕育环境。

参考文献

[1] 中华医学会儿科学分会发育行为学组，中国医师协会儿科分会儿童保健学组. 中国低龄儿童孤独症谱系障碍早期诊断专家共识 [J]. 中华儿科杂志，2022，60（07）：640-646.

[2] 中华医学会儿科学分会发育行为学组，中国医师协会儿科分会儿童保健专业委员会，儿童孤独症诊断与防治技术和标准研究项目专家组. 孤独症谱系障碍儿童早期识别筛查和早期干预专家共识 [J]. 中华儿科杂志，2017，55（12）：890-897.

[3] 张红梅，薛曼，王斌，等. 孤独症谱系障碍早期遗传诊断和治疗研究进展 [J]. 中华精神科杂志，2022，55（03）：232-237.

[4] LOU M, CAO A, WANG Y, et al. Deviated and early unsustainable

stunted development of gut microbiota in children with autism spectrum disorder [J]. Gut, 2022, 71（8）:1588-1599.

[5] XIONG X, LIU D, WANG Y, et al. Identification of gender-related metabolic disturbances in autism spectrum disorders using urinary metabolomics [J]. Int J Biochem Cell Biol, 2019, 115:105594.

[6] SEBAT J, LAKSHMI B, MALHOTRA D, et al. Strong association of de novo copy number mutations with autism [J]. Science, 2007, 316（5823）: 445-449.

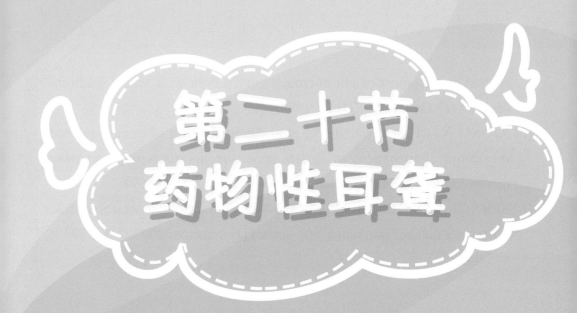

第二十节
药物性耳聋

有一类人，他们本来过着正常人的生活，却被一次普普通通的"打针"治疗夺走了听力，他们的人生也因此而被彻底改变。

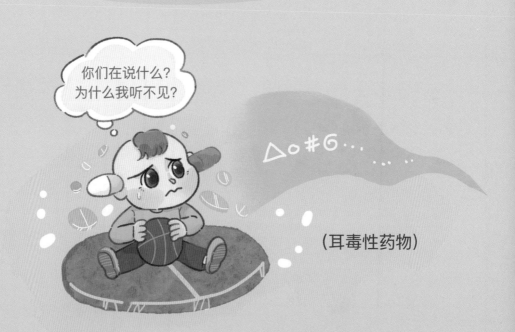

（耳毒性药物）

1."无声的杀手"——遗传性耳聋

耳聋,又称听力损害、听力丧失、听力功能受损、失聪、听力障碍等。其中,由于遗传因素导致的耳聋占据了耳聋人群的半壁江山。先天系——出生即聋;迟发系——出生时听力正常,在生长发育过程中出现迟发的听力下降;潜在爆发系——天生携带特定的耳聋基因,潜在有发生耳聋的可能,如接触某些特定的药物之后,就很容易导致耳聋。

2.揭秘潜在爆发系之"一针致聋"

为什么同一种药物用在不同人的身上,会产生不同的结局?现代医学研究发现,在那些"一针致聋"孩子的体内,有一种名为 *12SrRNA* 的线粒体基因发生了突变。该突变基因与药物致聋存在莫大的关系。携带这种基因的人对耳毒性药物特别敏感,只要接触或使用这一类药物,哪怕一点点,都极有可能导致耳聋。

3.与众不同的"传承"方式

12SrRNA 线粒体基因属于耳聋基因的一种,目前已发现与耳聋疾病相关的基因有近 300 个。其实体内有耳聋基因并不一定会让人变聋,很多正常人也携带了耳聋基因。线粒体基因突变的遗传方式很特别,医学上称为"母系遗传"。也就是由母亲传给她的女儿,再由女儿传给下一代女性。有趣的是,当后代是儿子时,突变的耳聋基因就"失传"了。所以说,如果发现宝宝有药物性耳聋基因的突变,则宝宝、妈妈以及妈妈家族成员都得禁止使用"耳毒性药物",以免造成难以挽回的伤害。

4.危险异常的"耳毒性药物"

目前,已知的耳毒性药物有近百余种。常见的主要是氨基糖苷类抗生素,如:链霉素、卡那霉素、阿米卡星、新霉素、庆大霉素、小诺米星、阿霉素、妥布霉素、阿司米星、依替米星等,还有抗疟疾药、抗肿瘤制剂、袢利尿剂、重金属制剂等。

携带药物性耳聋基因相关突变的人群,日常要特别注意避免使用这类药物;生病就医时,要主动告知医生自身携带耳聋基因的情况;紧急或者特定情况下必须使用耳毒性药物,应在医务人员的严密观察与听力监测下进行,一旦出现药毒致聋的迹象,立即停药并及时接受治疗。

优生优育知识

"一针致聋"引起药物性耳聋需要触发双重条件,即"特定的携带有此基因突变的人应用了敏感耳毒性药物"。因此,有耳聋家族史或已生育聋儿的高风险女性,须在孕前进行耳聋基因遗传咨询;必要时在孕期进行耳聋基因检测;新生儿出生 72 小时后采集足跟血进行新生儿耳聋基因筛查,做好这些措施完全可以避免发生"一针致聋"的情况。

参考文献

孔维佳,周梁 . 耳鼻咽喉头颈外科学 [M]. 3 版 . 北京:人民卫生出版社,2015:171.